老年痴呆症
防治与陪护指南

江洪 刘媛 张瑞莉◎主编

U0312453

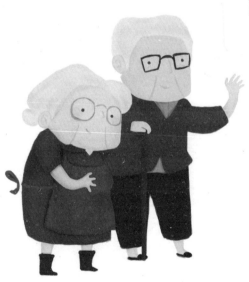

四川科学技术出版社

图书在版编目(CIP)数据

老年痴呆症防治与陪护指南 / 江洪, 刘媛, 张瑞莉

主编. —— 成都 : 四川科学技术出版社

ISBN 978-7-5727-1202-9

Ⅰ.①老… Ⅱ.①江… ②刘… ③张… Ⅲ.①阿尔茨

海默病—防治—指南②阿尔茨海默病—护理—指南 Ⅳ.

①R749.1-62

中国国家版本馆CIP数据核字(2023)第226311号

老年痴呆症防治与陪护指南

LAONIAN CHIDAIZHENG FANGZHI YU PEIHU ZHINAN

主　　编　江洪　刘媛　张瑞莉

出 品 人　程佳月
责任编辑　王星懿
助理编辑　魏晓涵
责任校对　罗　丽
封面设计　中知图印务
责任出版　欧晓春
出版发行　四川科学技术出版社
　　　　　成都市锦江区三色路238号　邮政编码 610023
　　　　　官方微博 http://weibo.com/sckjcbs
　　　　　官方微信公众号 sckjcbs
　　　　　传真 028-86361756
成品尺寸　170 mm × 240 mm
印　　张　11.75
字　　数　235千
印　　刷　天津市天玺印务有限公司
版　　次　2024 年 1 月第 1 版
印　　次　2024 年 1 月第 1 次印刷
定　　价　68.00元

ISBN 978-7-5727-1202-9

邮　　购　成都市锦江区三色路238号新华之星A座25层　邮政编码:610023
电　　话　028-86361770

■ 版权所有　翻印必究 ■

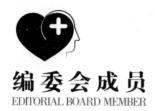

编委会成员
EDITORIAL BOARD MEMBER

主编：

江洪　刘媛　张瑞莉（宁夏回族自治区宁安医院）

副主编：

徐学兵　雍生满（宁夏回族自治区宁安医院）

编委：

吕彩霞（宁夏回族自治区宁安医院）

赵婉清（中国医学科学院医学信息研究所）

黄玮　徐超　田蕾　张学晖　赵璇　贾博文　郭雨墨　常高峰

周永玲　王文军　李晓琴　王佳佳（宁夏回族自治区宁安医院）

吕国强（固原市精神卫生中心）

张淑兰（银川市卫生健康委员会）

张悦（石嘴山市疾病预防控制中心）

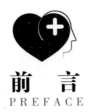

前 言
PREFACE

　　痴呆指智力发育成熟以后，由于各种原因损害原有智力所造成的智力低下状态。老年痴呆症是老年人常见的神经精神障碍性疾病，又称老年痴呆。老年痴呆的发生往往具有脑器质性病变基础，如脑外伤、颅脑感染、脑缺氧、脑血管病变等。临床主要表现为记忆力、计算力、理解力、判断力下降，工作和学习能力下降，后天获得的知识与技能丧失等，严重时甚至生活不能自理。老年痴呆患者还往往伴有人格改变、情感淡漠、行为幼稚及本能意向亢进等。目前，老年痴呆主要包括阿尔茨海默病、血管性痴呆、混合性痴呆等。其中，阿尔茨海默病是最常见的一种老年痴呆类型，该病的病理特征是在脑中形成大量的神经原纤维缠结和大量神经炎性斑，其典型临床表现是进行性认知功能障碍和行为损害，最后表现为痴呆。由于对阿尔茨海默病的发病机制尚不清楚，目前不能进行早期诊断，并缺乏有效的防治措施。

　　根据国际阿尔茨海默病协会（ADI）发布的《2022年世界阿尔茨海默病报告》，2022年全球约有5 500万的痴呆患者，其中主要是阿尔茨海默病引起的；根据阿尔茨海默病的患病率以及社会的老龄化进程，估计到2050年全球阿尔茨海默病患者人数将增至1.39亿。此外，目前全球为老年痴呆付出的费用超过了6 000亿美元，包括医疗费用、正式的社会照顾者护理费用，以及那些非正式的家庭照顾者的护理费用。在高收入水平国家，痴呆患者护理费用中非正式家庭照顾者的护理费用占了45%，正式的社会照顾者护理费占了40%，医疗费用占了15%。阿尔茨海默病不但严重降低了老年人的生活质量，也必将造成老龄化社会和家庭的沉重负担，该病是医学界和社会面临的严峻挑战。

本书从老年痴呆的概念谈起，对老年痴呆的发现与研究、现状与未来发展以及疾病经济负担加以详细说明，梳理了其大致发展脉络；随后对老年痴呆的临床表现、预防、治疗等方面进行了系统的描述；并介绍了老年痴呆的护理与护理者自我调节的方法措施，以及老年痴呆患者如何生活，如何促进医护人员与患者沟通，最后给出适合患者康复训练的路径，从而全方位优化老年痴呆患者的陪护效果；本书还强调了老年痴呆是一种疾病，它与普通的衰老之间存在本质上的区别。该书的特点是从研究历史到最新进展，从基础到临床对老年痴呆的防治与陪护进行了比较系统的介绍。

随着社会的快速老龄化，老年痴呆的患病率呈急剧上升的趋势。据第七次全国人口普查结果显示，我国现有 60 岁以上人口占总人口数的18.7%。2020 年发表在《柳叶刀》上的一项全国性横断面研究显示，中国60 岁及以上人群中有 1 507 万痴呆患者，其中阿尔茨海默病患者人数有 983万，血管性痴呆患者人数有 392 万，其他痴呆患者人数有 132 万。也就是说再过几年，一对夫妻赡养的 4 位 80 岁以上老人中，就将有一位是老年痴呆患者。因此，实现健康老龄化、延缓或避免老年痴呆的发生是全人类的共同愿望。相信本书将增进广大医务工作者对老年痴呆的了解，推动对于老年痴呆的有效防治与陪护。

在写作过程中，我们参阅了不少同行医生和专家的研究成果，从中得到不少启发，在此向他们表示真挚的感谢。另外，对在本书写作、出版过程中给予帮助的人们表示由衷的感谢！

由于写作时间仓促，再加上作者水平有限，本书难免存在疏漏之处，还望同行专家和读者批评斧正。

江洪 刘媛 张瑞莉

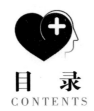

目 录
CONTENTS

第一章　绪论

第一节　老年痴呆的概述

老年痴呆是指年龄大于60岁的老年人持续出现时间较长的智力不可逆损害,表现为记忆、思维、计算、定向力、情感障碍及人格改变,并伴有自身活动和社会活动能力的减退。

老年痴呆的种类繁多,成因各有不同,本节主要介绍阿尔茨海默病(AD)、血管性痴呆(VD)和混合性痴呆(MD)。

一、阿尔茨海默病

AD作为老年痴呆中最常见的一种类型,是以进行性认知功能障碍和行为损害为核心临床表现的神经系统变性病。据2008—2009年一项覆盖我国30个主要城市和45个主要乡镇地区的流行病学调查报告显示,我国65岁及以上人群中痴呆的发病率为5.14%(95%CI为4.71~5.57),其中AD发病率为3.21%(95%CI为2.87~3.55),为导致老年人群痴呆的首要病因。随着我国社会人口老龄化程度加深,按目前流行病学及人口统计数据推算,我国AD患者数量在2030年将达到2 075万,2050年将达3 003万,AD将成为老年人群失能的重要原因,并给家庭、社会造成巨大负担。目前,AD的治疗药物主要包括胆碱酯酶抑制剂和N–甲基–D–天冬氨酸受体拮抗剂两类,可在一定程度上改善部分患者的临床症状及功能水平,但目前主要针对痴呆期的患者。非药物综合治疗作为药物治疗的重要补充,正受到越来越多的关注。随着国内外对AD发病机制、危险因素、诊断技术和治疗方案研究的不断深入,已逐步形成了较为系统的AD诊断、治疗以及管理指南。近年来,中国医师协会神经内科医师分会认知障碍疾病专业委员会、中华医学会神经病学分会神经康复学组等机构围绕认知障碍和AD的诊治及康复发布了系列专家共识,为我国AD的规范化临床实践奠定了基础。

AD发病是一个长期的过程,神经病理损伤可在临床症状出现前十余年甚至数十年开始,并逐渐加重;出现临床症状后经历数年至十余年的进展,患者即可从仅有轻度认知受损症状发展到完全失去生活自理能力。在疾病发展的不同阶段,需要根据主要问题,采取以预防和减缓发病、缓解症状,或提高生活质量、降低护理难度为核心的综合防治和康复策略;AD的医疗活动需要神经病学、康复医学、护理学、老年医学等多学科合作,以及医生、治疗师、护士的多团队协作;也需要从三级医院专科医疗到社区、家庭长期医疗保健的双向对接和协调——AD的医疗活动是涉及多阶段、多方位的"全周期"问题。

为了实现《健康中国行动(2019—2030年)》的国家战略发展目标,中华人民共和国卫生健康委员会办公厅2020年9月11日印发了《探索老年痴呆防治特色服务工作方案》,明确进一步的工作目标是要提高公众对老年痴呆防治知识的知晓率(方案要求知晓率达到80%);建立健全老年痴呆防治服务网络;建立健全患者自我管理、家庭管理、社会管理、医院管理相结合的预防干预模式;完成社区(村)老年人认知功能筛查率达80%的目标。为实现上述目标,需要各级医疗机构、养老机构、医养结合机构工作人员结合疾病和人群特点开展科普宣教;开展以基层社区和医疗机构为主的老年人认知水平评估筛查;对高危人群和轻度老年痴呆患者开展预防干预服务,从而实现减少老年痴呆的发生、提高家庭幸福感、促进社会和谐稳定的国家目标。

(一)阿尔茨海默病概念的提出

1906年,德国神经病学家阿尔兹海默(Alzheimer)首次报道了1例51岁的女性患者,其大脑病理解剖发现了神经炎性斑,之后他又补充报道了该病具有神经原纤维变化的情况。克雷佩林Kraepelin(1910年)将该病命名为阿尔茨海默病。原本以为该病仅见于老年前期,故又称早老性痴呆,后来发现老年痴呆乃至健康老人的大脑也具有与AD相同的病理改变,仅为程度不同而已。1977年,美国国家老年学研究院(NIA),美国国家神经、语言障碍及卒中研究所(NINCDS)以及美国国家精神卫生研究所(NIMH)统一了关于老年痴呆与AD相互关系的认识,认为除发病年龄迟早以外,两者的临床症状及大脑病理改变均无明显不同,系同一疾病。虽然曾有学者提出老年前期发病者称AD 1型(相当于以往的AD),老年期发病者称AD 2型(相当于语义性痴呆),但在新的诊断分类标准和文献中,一般将65岁以前发病者称早老性AD,65岁以后发病者称晚发性AD,有家族发病倾向者称家族性AD(FAD),无家族发病倾向者称散发性AD。

(二)阿尔茨海默病的传统认识

根据美国国家神经、语言障碍及卒中研究所–阿尔茨海默病及相关疾病协会(NINCDS–ADRDA)和美国《精神疾病诊断与统计手册》第4版修订版(DSM–Ⅳ–TR)、《国际疾病分类》第10版(ICD–10)分别给予的AD的定义,提炼出以下相似特征:

(1)患者出现痴呆症状,且记忆丧失。这是主要的临床表现特征。

(2)至少有一个非记忆的认知区域的损害,并且排除其他潜在的痴呆原因。

(3)病程逐渐进展,且可预期,如隐匿起病—进行性恶化—持续性智力衰退。

DSM–Ⅳ–TR和ICD–10要求患者有日常生活能力或职业和社会功能的损害,而NINCDS–ADRDA关注日常生活活动的障碍,但并不是AD诊断所必需。ICD–10和NINCDS–ADRDA强调如有局灶性神经病学体征和突然发病,可以排除AD的诊断,DSM–Ⅳ–TR标准则排除有(精神性)药物滥用、抑郁症或精神分裂症的患者。

由此可以看出,AD是一种以隐匿起病和进行性恶化或持续性智力衰退为特征的神经变性病。病因学上,可由第21/14和1号染色体突变,以及尚未被认知的诱发因素所引起;临床变化常有发病年龄、进展程度、神经心理损伤模式和非认知神经精神症状发生的不同;在症状发生前的个体中,除了可辨认的突变引起的罕见病例外,目前可用于临床前检查或发病前诊断的生物标志极少,而且难以直接判断;病理学上,新(大脑)皮质和海马体是最常受损的脑区,特异性发现包括神经炎性斑、神经原纤维缠结(NFTs)、神经元丢失等,且各自的病因因人而异;除海马体萎缩或内侧颞叶萎缩等神经影像变化和脑电波变化可用来进行临床诊断外,目前还没有可利用的特异性病理发现来进行临床诊断;病程上,从临床症状出现到死亡,平均大约12年。目前,全世界有数千万的人在遭受着AD的折磨。

AD属于器质性精神疾病的范畴,由于过去很难早期发现,传统意义上来讲,它是一种不可逆的进展性的脑病。因此,早期诊断和预防尤为重要。

以下对AD的相关概念作简要介绍。

1.阿尔茨海默病的临床前期

AD的临床前期包括两种:一种是无症状有危险因素期,既无认知和行为症状,也无AD单基因改变,但已有AD生化标识依据;另一种被称为症状前期,这个阶段无临床症状,但携带AD单基因,终将发展为临床AD。

1)阿尔茨海默病的无症状有危险因素期

随着正电子发射体层成像(PET)影像学的发展,即便认知正常无AD症状的老年人也可显示有脑内β淀粉样蛋白(Aβ)沉积,PiB-PET扫描发现10%~30%认知正常的老年人有脑内淀粉样蛋白沉积,且同时证实有脑脊液低Aβ,这些被认为健康的老年人,部分可发展为AD,其演变与个体的易感性相关,包括基因如载脂蛋白E(*ApoE*)、其他危险因素(如血管、饮食等)及并存疾病(如糖尿病)等。新近随访研究结果显示,脑脊液生化标识和PET结果阳性提示发展为AD的概率增加。由于某些在尸检中发现神经炎性斑和神经原纤维缠结,或PET显示阳性的个体,生前确实没有认知功能障碍,因此很难确定这些无症状有危险因素的个体,哪些将发展为AD而需药物干预,这都有待于确定健康个体中哪些异常生化标识必然导致临床症状的出现。

特异性生化标识的发现为早期诊断疾病创造了机会,就目前对AD病理的认识,反映脑内淀粉样变的生物学标志物尤为重要。在不久的将来,随着对早期认知和(或)行为改变(如言语流畅性减退、注意力缺陷或执行功能障碍)理解的深入,AD的临床前期和痴呆期的界限可能被改变。新近研究结果提示,基于精确的临床和神经心理学研究可以发现AD更早阶段的临床症状。但如没有特异的记忆或认知减退的检测方案,似乎很难做出精确的早期诊断,例如患者只有记忆力障碍的主诉而缺乏记忆受损的客观依据,但有阳性的生化标识支持脑内淀粉样变,如果做出AD诊断很可能是错误的。AD早期诊断需要高度特异性的临床表现,也正是2007年诊断标准研究的目的。在无AD认知功能障碍特征性表现前,即便是有反映病理的生化标识依据,也建议不诊断为AD。

在无临床症状阶段,因尚不确定哪些生物标识改变必将导致AD,建议称这一阶段为AD无症状有危险因素阶段。

2)阿尔茨海默病的症状前期

AD症状前期是指势必发展为AD的个体尚无临床症状的阶段,因为他们携带了致病突变基因。目前,只有携带家族性 AD 染色体显性突变基因的患者符合此要求。为了避免与无家族性突变基因但有家族痴呆病史的个体相混淆,建议将有家族性 AD 染色体显性突变或单基因突变的个体定义为单基因型 AD。

目前的群体研究更关注于如何干预 AD 临床前期以防止其发展为 AD。也许在不久的将来,疾病修饰治疗可以避免那些无临床症状但有反映病理的生化标识依据的高危因素个体发展为 AD。有前期症状的个体虽然势必发展为 AD,但仅占 AD 患者总数的 0.3%。无症状却有危险因素的个体很常见,发展为 AD 的比例很低,但如果有危险因素(如高龄、携带 *ApoE4* 基因、影像显示淀粉样变增加、非年龄相关的海马体体积萎缩)存在,发展为 AD 的可能性会增加,目前尚不确定这种个体是否一定发展为 AD 或何时发展为 AD。鉴于这种不确定性,建议尽量避免做出 AD 临床前期的诊断。

2.阿尔茨海默病的前驱期(痴呆前期)

AD 前驱期是新近引用的术语,是指有临床特征性表现但尚不够诊断为 AD,有反映病理改变的生化标识依据。AD 前驱期描述的是早期症状阶段(不论多早),而 AD 临床前期描述的是无症状阶段,新定义中的 AD 前驱期常被描述为轻度认知功能损害(MCI),极有可能发展为 AD,但尚不是 AD。新概念修订既往的 MCI 而改称为 AD 前驱期,是考虑这部分患者不再是有 AD 危险因素阶段,而是已经有痴呆的前驱期症状,迟早必发展为 AD。根据新诊断标准,临床表现结合生化标识不再仅用于预测 AD,也用于诊断 AD。诊断 AD 前驱期要比诊断 MCI 好,对疾病的治疗和预后评估有很大的价值。

3.阿尔兹海默病的痴呆期

AD 痴呆期又分为轻度、中度和重度。

轻度:进行性认知障碍会影响多个领域和精神行为障碍;对日常生活痴呆产生明显的影响,主要损害工具性活动,不再完全独立,偶尔需要帮助;或 CDR1.0 分。

中度:进行性认知障碍和精神行为改变;对日常生活产生广泛的影响痴呆基本功能部分受损,不能独立生活,经常需要帮助;或 CDR2.0 分。

重度:进行性认知障碍和神行为改变,可能无法进行临床面试;对痴呆日常生活产生严重的影响,包括自我照料在内的基本活动受损,完全依赖帮助;

或 CDR3.0分。

(三)阿尔茨海默病的生物学定义

AD以特征性的神经炎性斑和神经原纤维缠结为标志,因Aβ和过度磷酸化的Tau是其主要成分,Aβ和Tau就成了AD的主要标志,Aβ沉积和Tau聚集造成的脑组织损伤是AD的确定诊断标准。2018年美国国家老年学研究院和阿尔茨海默协会(NIA-AA)提出用生物学方法检出Aβ和Tau的异常定义AD,主要目的是统一和更新2011年NIA-AA推荐的诊断标准,在统一的框架下研究痴呆以及痴呆出现之前的系列变化。同时NIA-AA强调此为研究框架而非"诊断标准"或"指南",不适用于常规的临床实践。研究者希望用生物学方法定义疾病过程,便于寻找靶点;医生习惯于从症状、体征入手认识疾病的临床过程。

1.特征性生物学标志

2018年NIA-AA定义的AD特征性生物学标志为AT(N):"A"为Aβ沉积、"T"为病理性Tau、"N"为神经变性。"A"的代表性标志是PET显示脑Aβ阳性和(或)脑脊液Aβ42水平降低及低Aβ42/Aβ40比值;"T"的代表性标志是PET显示脑Tau阳性和(或)脑脊液磷酸化Tau水平升高;"N"的代表性标志是头颅MRI显示的脑萎缩和(或)脑脊液总Tau水平升高和(或)脑氟代脱氧葡萄糖(FDG)PET可见代谢降低。NIA-AA委员会明确告知,研究者可以单独使用AT(N)生物学标志中的脑脊液或者影像学指标。例如,当有腰椎穿刺脑脊液和MRI数据而没有PET的数据时,可以选择使用脑脊液Aβ42和病理性Tau水平作为"A"和"T"标志,MRI结果作为"N"标志。"N"组中的标志物提示多种原因导致的神经变性或神经元损伤,敏感度高但不是AD特异性标志。因此,将"N"放在括号里以示与AT的根本差别。

NIA-AA委员会提出ATX(N)可能更有前景,其中"X"是一系列未来可能发现的特定病理过程的标志物,如43 kD反式激活应答区域DNA结合蛋白(TDP-43)、突触核蛋白等。

2.定义

NIA-AA委员会同意定义AD如下:单纯具有Aβ沉积生物标志物证据(异常淀粉样蛋白沉积的PET阳性标志及低脑脊液Aβ42及Aβ42/Aβ40比值),但病理性Tau标志正常的人称为"AD病理改变",Aβ沉积生物标志物证据和病理性Tau标志物共存时定义为AD。这些定义与临床症状无关但覆盖整个疾病谱:早发到晚发;症状前期到痴呆期;临床表现典型和不典型等。生物标志AT(N)中A(+)即可诊断阿尔茨海默渐变谱(阿尔茨海默渐变谱涵盖AD病理改变和AD等),A(+)T(−)时诊断AD病理改变,A(+)T(+)时诊断AD。

3.分类与分期

1)分类

按生物标志物进行的AD生物学分类可为8种状态:A(−)T(−)[N(−)]为生物标志物正常;包含A(+)者均为伴有AD病理改变;包含A(−)者为伴有非AD病理改变(表1-1)。目前生物标志物的界定有二分法、三分法两种选择:二分法即有异常(+)和无异常(−),呈现为A(+)T(+)[N(+)];三分法设两个临界点,结果会标记为完全正常(0)、中间范围(1)和完全异常(2),呈现为A(2)T(1)[N(0)]等。NIA-AA委员会认为AT(N)系统将AD研究推进到个体化医学的方向,随着将来新的标志物(X)加入,结合遗传学和临床信息,可帮助患者个体化治疗方案的制定。ATX(N)都需在此框架下进一步研究、发现、积累、验证。

表1-1　AD生物学分类

生物标志物	AD生物标志物正常	AD渐变谱				非AD病理改变	非AD病理改变	非AD病理改变
		AD样病理改变	AD	AD	AD和可疑非AD病理改变			
AT(N)表型	A(−)T(−)[N(−)]	A(+)T(−)[N(−)]	A(+)T(+)[N(−)]	A(+)T(+)[N(+)]	A(+)T(−)[N(+)]	A(−)T(+)[N(−)]	A(−)T(−)[N(+)]	A(−)T(+)[N(+)]

2)分期

本框架对研究对象两方面的信息进行独立分期:一是用生物标志物进行疾病严重程度分期AT(N);二是对认知损害进行严重程度分期(C)。NIA-AA委员会把Aβ和Tau特异性地用于定义AD,不用于严重程度的分期。强调神经变性/神经元损伤标志物和认知症状均不是AD特异性标志,仅用于严重程度分期。

生物学分期:

关于疾病的严重程度分期。NIA-AA委员会强调AT(N)生物标志物系统不提示特定的顺序,也不提示因果关系,仅仅是分类系统,并在此基础上对研究人群进行分组。A(−)T(−)[N(−)]表示不存在任何该系统标志物的状态,而

A(+)T(+)[N(+)]则是一种重度的病理状态。综合这3个生物标志物的信息可以判断分期,异常越多则病理分期越高。

认知功能状态分期:

(1)按认知综合征分期:认知综合征也不是AD特异性的表现,因此NIA-AA委员会也将其放入括号内(C)。认知功能变化与生物标志物变化一样是连续渐变的过程,NIA-AA委员会应用了"认知渐变谱"避免把认知障碍强制性地划分为临床前、轻度认知障碍和痴呆3个独立群体。这个渐变谱包括无认知障碍(CU)、MCI和痴呆等认知综合征,不需要AD的生物标志物证实其病因,仅表示严重程度。其中痴呆进一步分为轻度、中度和重度。

CU:基于临床评价或认知评价,认知评价与正常人群对比可以有轻微的问题,但是与其本人预期的一贯的认知表现相同;主观认知障碍或者客观认知评价有点小问题。

MCI:基于临床评价或者认知评价,认知表现低于周围知情者的预期;认知表现低于人群正常水平,认知表现可以不低于个人预期;认知功能或情绪行为与基线对比有下降,可以不表现为记忆下降,可以表现为突出的神经行为异常,独立日常生活能力不受影响,但是非常复杂的生活能力可以受轻微影响。

痴呆:认知障碍影响了多个认知领域或者神经行为;认知障碍或者神经行为障碍导致明确的日常生活能力受损,不能完全独立地完成日常生活活动。

特别强调,MCI和痴呆可以以认知障碍为核心表现,神经行为涉及的情绪行为改变常常同时存在或是突出表现。与2011年NIA-AA指南不同,这些认知功能状态分期是独立于生物标志物的(表1-2),比如不再诊断由于AD导致的MCI、由于AD导致的痴呆等。NIA-AA委员会把4个阿尔茨海默病渐变谱的生物标志物分为a~d:a.A(+)T(−)[N(−)];b.A(+)T(+)[N(−)];c.A(+)T(+)[N(+)];d.A(+)T(−)[N(+)]。强调痴呆患者虽然有AD的生物标志物,但是病理检查还可能发现导致痴呆的其他原因。

表1-2 认知功能状态分期和生物标志物汇总

生物标志物表型	CU	MCI	痴呆
A(−)T(−)[N(−)]	AD标志物正常伴CU	AD标志物正常伴MCI	AD标志物正常伴痴呆

续表

生物标志物表型	CU	MCI	痴呆
A(+)T(-)[N(-)]	临床前期AD样病理改变伴CU	AD病理改变伴MCI	AD病理改变伴痴呆
A(+)T(+)[N(-)]/A(+)T(+)[N(+)]	临床前期AD伴CU	AD伴MCI	AD伴痴呆
A(+)T(-)[N(+)]	AD病理改变伴有可能的非AD病理改变伴CU	AD病理改变伴有可能的非AD病理改变伴MCI	AD病理改变伴有可能的非AD病理改变伴痴呆
A(-)T(+)[N(-)]/A(-)T(-)[N(+)]/A(-)T(+)[N(+)]	非AD病理改变伴CU	非AD病理改变伴MCI	非AD病理改变伴痴呆

（2）按数字进行的临床分期：只适用于阿尔茨海默病渐变谱中的个体。

Ⅰ期：主观的和客观的认知评价正常，没有认知或者神经行为的异常变化，CU。

Ⅱ期：无认知障碍者过去1~3年有持续6个月以上的轻微的主观或客观认知障碍，可以是认知的问题，也可以是与生活事件不相关的神经行为问题，比如情绪变化、焦虑、主动性变化等。

Ⅲ期：等同于MCI，基本能独立生活，但是非常复杂的日常活动可能耗时过长或者效率降低，但是尚可完成。

Ⅳ期：轻度痴呆，影响多个领域的实质性进行性认知障碍和（或）神经行为障碍。对日常生活功能有明显的影响，主要影响工具使用。不能完全独立完成日常生活活动，需要偶尔的援助。

Ⅴ期：中度痴呆，进行性认知障碍或神经行为改变。对日常生活的功能有广泛影响，基本活动能力受损。不再独立，需要频繁的日常生活援助。

Ⅵ期：重度痴呆，进行性认知障碍或神经行为改变。由于日常生活功能受严重影响，导致完全依赖他人，基本活动包括基本的自我照顾能力受损。

NIA-AA研究框架与国际工作组（IWG）的共同点在于不论是否存在认知相关症状，同时存在异常Aβ和Tau即被认为是AD，贯穿疾病发展过程；一致认为无论是脑的低代谢还是脑萎缩对于AD都不特异，不能用于诊断AD。不同点是2014年IWG认为AD的诊断需要综合生物标志物和临床表现，2018年

NIA-AA框架更纯粹依赖生物标志物。另外关于生物标志物的定义,IWG把T-Tau定义为特异性标志,而NIA-AA框架将其定义为神经损伤标志(N),而且加入了Tau-PET显像作为特异的生物标志物。

二、血管性痴呆

VD是主要的痴呆类型之一。VD是具有认知、情绪和社会功能衰退的痴呆综合征,患者因缺血性脑卒中、出血性脑卒中及脑血管病等发生语言、记忆、视觉空间技能、情绪、人格等认知功能障碍。

VD多发生于脑血管病发作后3个月内,表现为突发性或阶梯性认知功能障碍、假性延髓麻痹、个性及情绪变化等,晚期表现为综合性痴呆及记忆力、计算能力、思维能力、自我认识能力、定向能力等受损,人格发生显著变化。动脉粥样硬化和脑血管病在75岁以上人群中较为常见,且与认知障碍有关。VD的风险随着年龄的增长而增加。VD的发病率因人群、筛查方法、诊断标准和时间周期的不同而存在差异。据世界卫生组织调查,在欧洲和美国VD患者占所有痴呆患者的10%~20%。亚洲VD的发病率也在逐年上升,主要与脑卒中发病率高有关。根据相关临床数据统计证实,我国VD的患病率为1.1%~3.0%,并且每年呈现递增趋势。在病发初期,记忆问题常常并不明显,但在后期,患者会出现明显的记忆和行为问题,此病症并不常见,发病大多在中年。

脑血管病是VD的主要病因,脑血管病患者发生VD的概率为36%~67%。多数VD患者的MRI呈现白质超信号病变。脑血管病的主要危险因素包括高龄、原发性高血压、糖尿病、高同型半胱氨酸血症、高纤维蛋白原、吸烟等,其他一些因素如阻塞性睡眠呼吸暂停、充血性心力衰竭和体位性低血压也可导致脑血管病、认知障碍。研究表明,有先兆子痫病史的妇女在晚年患痴呆的风险很高,特别是VD(HR为3.46,95%,CI为1.97~6.10)。

VD是唯一可以预防和治疗的痴呆类型。控制脑血管病相关危险因素有利于预防VD的发生。

(一)血管性痴呆概念的提出

VD的概念形成于19世纪90年代末,当时人们认识到反复的临床脑卒中和无临床症状的多发性的小的缺血性损害能导致进行性认知功能减退。1896年Emil Kraepelin在描述老年痴呆时囊括了"动脉硬化性痴呆"。从临床和病理学上将动脉硬化性痴呆与老年痴呆和神经梅毒性精神错乱导致的麻痹性痴呆区别开来。1974年,Hachinski等用"多发梗死性痴呆"(MID)的概念来描述他们认识到的VD,强调了梗死和脑卒中在VD临床诊断中的价值,并提出与AD相鉴别的缺血量表(HIS)。至此原用的动脉硬化性痴呆被公认的MID概念所取代,VD的概念基本成型。

(二)血管性痴呆的分类

1.多发梗死性痴呆

1974年Hachinski用MID的概念来描述由多发性脑梗死引起的以痴呆为主要特征的临床状况。在之后的许多文献中MID实际上成了VD的代名词,但VD的病因不仅仅是多发性脑梗死。近年来逐渐认识到MID仅是VD的一个常见类型。MID为最常见的类型,是由于多发性脑梗死所致的痴呆,临床患者常有高血压、动脉硬化、反复发作的脑血管病,以及每次发作后留下的或多或少的神经与精神症状,积少成多,最终发展为全面的严重的认知障碍。

2.战略性梗死性痴呆

战略性梗死性痴呆是当前被广泛引用的一个VD亚型,由脑具有战略性的重要部位的几个小面积的梗死灶所致,有时甚至是由单个梗死灶所引起。这些战略性重要部位一般是指具有重要皮质、皮质下功能的区域,角回是皮质的一个范例,皮质下部位包括海马体、丘脑、扣带回、穹窿、基底前脑、尾状核、苍白球、内囊膝部。

3.丘脑性痴呆

丘脑性痴呆是指由于双侧丘脑(偶尔一侧丘脑)局灶性梗死或病变引起的痴呆,临床较为少见。丘脑性痴呆以精神症状为主,如遗忘、情绪异常、嗜睡,由于伴发脑干病变,可出现眼球垂直注视困难及其他中脑、脑桥症状。

4.分水岭区梗死性痴呆

分水岭区梗死性痴呆又称边缘带痴呆,为大脑前、中、后动脉分布区交界处的长期低灌流导致严重缺血甚至梗死,致脑功能障碍。

5.皮质下动脉硬化性脑病

皮质下动脉硬化性脑病又称Binswanger病,是一种特殊形式的VD。发病多较隐匿,表现为进行性痴呆,伴有反复发作的局限性神经功能缺失。病情可长期相对稳定,但也可在一次脑卒中发作后病情迅速加重,智能明显降低,并且进行性恶化。确切病因尚不清楚,一些学者认为此病是大脑半球深部白质穿通支血管的选择性动脉硬化并导致皮质下梗死的结果。由于其基本的病理改变仍未明确,还不能确定该病是否包含几种不同的临床和病理学疾病,但就其临床和病理学特点,多数学者将其归于VD的类型之一。

6.伴皮质下梗死和白质脑病的脑常染色体显性动脉病

伴皮质下梗死和白质脑病的脑常染色体显性动脉病是一种中年发病的家族遗传型VD,其病因与第19号染色体上 *Notch3* 基因突变有关。临床表现以反复发作的皮质下缺血性脑卒中、进行性VD为特征,常伴有先兆的偏头痛发作和严重的情感障碍,影像学上可见弥漫性白质异常。

7.出血性痴呆

出血性痴呆以脑实质内出血引起的痴呆最常见,其次可见于蛛网膜下腔出血。急性期有明显的血肿占位效应、认知障碍的特征,其严重程度与出血部位、出血量、昏迷时间、脑卒中次数、神经功能评分、有无伴脑白质异常、脑萎缩及脑室扩大有关。

三、混合性痴呆

1962年 Delay 和 Brion 等首次描述了1例痴呆患者同时存在两种损害(淀粉样变和血管损害)的情况,即 MD。Tomlinson 等进一步指出,当淀粉样变和血管损害同时存在并且均可导致痴呆时,这种 MD 即具有动脉粥样硬化和高龄两种病因。也有研究以“联合性痴呆”来解释 AD 病理与各种程度的缺血性损害同时存在。Roman 等则认为,在“具有脑血管病的 AD”中,血管因素只是在 AD 病理的基础上促进了痴呆的进展。

目前 MD 是指成人获得性、进展性认知损害中的一种双重状态,即血管性损害导致的认知损害与 AD 联合存在,此外也用来描述 AD 与其他可影响认知功能的疾病并存,例如甲状腺功能减退或维生素 B_{12} 缺乏,同时也有少数研究描述 VD 可能与额颞叶变性或路易体痴呆等其他类型的痴呆同时存在。

MD 兼具 AD 和 VD 的病理改变和临床表现,而不是简单相加,并且在病程的不同阶段,AD 和 VD 起作用的程度不一样。目前治疗 MD 的主要药物为胆碱酯酶抑制剂。

第二节 老年痴呆的发现与研究

一、阿尔茨海默病的发现与研究

(一)阿尔茨海默病的发现简史

阿尔茨海默曾在德国法兰克福精神病院接诊了1例51岁的女性患者奥古斯特(Auguste),奥古斯特的症状具体表现为无缘由地猜忌自己的丈夫,慢慢地开始出现记忆障碍,分不清方向,记不住回家的路,并胡言乱语。因此她被送去了精神病院,在那里遇见了她的主治医生阿尔茨海默。阿尔茨海默详细地记录了对她的第一次问诊。由此奥古斯特成为第一个被详细记载的阿尔茨海默患者。

阿尔茨海默医生与患者奥古斯特对话如下:

"你叫什么名字?"

"奥古斯特。"

"姓?"

"奥古斯特。"

"你老公叫什么名字?"

她犹豫了一下,终于回答:"我相信……奥古斯特。"

"你丈夫?"

"哦,所以!"

"你今年多大?"

"51岁。"

"你住在哪里?"

"哦,你去过我们的地方。"

"你结婚了吗?"

"哦,我好糊涂。"

"你现在在哪?"

"无论何时何地,此时此地,你都不能把我想得不好。"

“你现在在哪里?”

“我们就住在那里。”

“你的床呢?”

“应该在哪里?”

中午时分,奥古斯特吃了猪肉和花椰菜。

“你在吃什么?”

“菠菜。”(她在嚼肉)

“你现在吃什么?”

“我先吃土豆,然后吃辣根。”

“写一个‘5’。”

她写道:“一个女人。”

阿尔茨海默为她治疗了5个月后,离开了法兰克福精神病院,来到慕尼黑大学精神病诊所工作,但阿尔茨海默仍一直关注着奥古斯特的病情。不幸的是,奥古斯特随后因病情恶化死亡。

阿尔茨海默一直在进行神经病理学的研究。很早他便发现,在痴呆患者中,部分是因为他们脑皮质的初级神经节退化而发病,所以阿尔茨海默医生打算对奥古斯特进行尸检,以研究她的大脑神经病变。

在尸检过程中,阿尔茨海默注意到奥古斯特的脑体积缩小、重量减轻,脑沟加深、变宽,脑皮质萎缩,颞叶特别是海马体萎缩。而后,他又进行了组织病理学研究,用显微镜观察经银染色法染色的脑皮质切片,银染色法可以使神经纤维清楚显示。他观察到神经纤维的不同阶段的显著病理改变,早期病变的神经细胞、部分神经纤维呈现正常的样子,而另一部分神经纤维异常增厚且硬;到了进展期,神经纤维逐渐靠近,形成粗壮的神经束,且逐渐向神经细胞胞体进展;终末期,神经细胞的胞体和细胞核瓦解,只有纠缠的神经束提示着这里曾经有过一个神经细胞。而有1/4~1/3的脑神经细胞,有上述的病理改变。同时,阿尔茨海默观察到,几乎整个大脑皮质的神经细胞都含有一些细小的粟粒状颗粒,里面有着特殊物质沉积。这便是后来被命名的“神经炎性斑”。

1906年,阿尔茨海默在一次科学会议上报告了奥古斯特的病例,并展示了他的观察结果。1910年精神病学家埃米尔·克瑞佩林将该病命名为阿尔茨海默病。

(二)阿尔茨海默病的研究史

阿尔茨海默报告首例 AD 患者后,虽然世界各地的病例逐渐增多,但直至 20 世纪 80 年代美国才陆续建立了 29 所阿尔茨海默病中心,明确了构成神经炎性斑的 Aβ 的氨基酸系列,并报告了 β-淀粉样前体蛋白(APP)基因突变可导致家族性 AD。随后,加拿大多伦多大学的 St George-Hyslop 研究小组发现了早老素 1(PS1)基因突变家系。同年,位于美国西雅图市的退伍军人事务医疗中心的科学家发现了早老素 2(PS2)基因突变家系。之后,美国杜克大学神经内科的科学家报告载脂蛋白 Eε4(APOEε4)基因是 AD 的重要遗传性危险因素。

1984 年,NINCDS-ADRDA 制定并发布了关于 AD 的临床诊断标准,这些标准在全世界广泛应用,并一直沿用了近 1/4 个世纪。直至 2011 年,NIA-AA 成立专家组对 1984 年版的 AD 临床诊断标准进行修订,于 2011 年 4 月 19 日发布了新的临床诊断指南,简称 NIA-AA 诊断标准。新标准中保留了 1984 年版中诊断的基本框架,同时汲取既往 27 年的临床应用经验,其最大突破是将 AD 列为包括 MCI 在内的连续疾病过程,并将生物学标志纳入 AD 的诊断标准,便于在研究中应用。AD 的主要临床诊断标准将会继续成为临床实践中 AD 诊断的基石,而生物学标志将会增加其病理生理学诊断的特异性。

关于 AD 治疗的历史则更短。最早的治疗启发是帕金森病源于脑组织多巴胺能神经元减少,且多巴胺治疗有效,故考虑 AD 是否也有类似病变。1976 年后,陆续有文献报道 AD 患者脑组织乙酰胆碱水平降低。1993 年首次证实对 AD 有效的胆碱酯酶抑制剂 Tacrine 在美国上市,尽管后来因其不良反应严重而被停用,但一些新型胆碱酯酶抑制剂如多奈哌齐、加兰他敏、重酒石酸卡巴拉汀等更为有效且不良反应更小的药物陆续上市。

现在,AD 研究已经从早期简单的临床观察和单一的病理染色发展到目前运用包括分子神经病理学、神经生物学、分子遗传学、神经影像学、神经流行病学等在内的多种研究手段,进入了针对其病因、病理学特征、发病机制、临床表现、生物学标志及治疗进行全面研究的新兴阶段,并在上述领域取得了一系列重要的研究进展,极大地推进了对 AD 发病机制的认识,以及临床诊断与治疗水平的提高。

1.早期研究

从 1906 年阿尔茨海默对一例女性患者的临床症状(记忆力减退、语言障碍、行为异常、偏执和幻觉)及病理所见进行描述和将这一疾病命名为AD开始,到随后类似散发病例的报道,以及1932年Schottky首次报告常染色体显性遗传性AD病例,1940年Van Bogaert、1946年Essen-Moller相继报告家族性阿尔茨海默病(FAD)病例等。这一阶段的研究提出了许多沿用至今的经典概念和方法,奠定了AD研究的基础。然而,由于早期AD概念的模糊和研究方法的局限,近年一些再研究发现,当时报告的一些AD病例中可能混入了额颞叶痴呆(FTD)、克雅病(CJD)等其他痴呆类型。即使是对于AD病例,由于早期遗传学技术的局限,亦无法对其遗传学特征及致病基因进行研究。

2.近代研究

20世纪60年代至20世纪90年代,以对老年痴呆和AD概念的再认识为主要标志,AD研究进入了一个承前启后的关键阶段。这一时期的重要发现和进展主要包括:

(1)发现AD患者脑组织内以胆碱能神经突触传递障碍和乙酰胆碱递质缺失为核心的神经生化改变,同时为研制开发胆碱酯酶抑制剂(AChEI)治疗AD提供了许多重要依据。

(2)对AD病理学标志(神经炎性斑和神经原纤维缠结)分子结构的认识和以Aβ为核心发病机制学说的创立。

(3)以定位克隆APP基因为代表开始对AD相关基因及其功能进行研究。从这一时期开始,AD研究发生了质的飞跃,取得了许多原创性成果,并真正成为全世界共同关注的课题。

3.现代研究

20世纪90年代至今,科学技术整体水平的突飞猛进,特别是生物医学领域的进步,带动了AD病因学、病理学、发病机制、诊断及治疗等领域的全面发展。这一时期的研究主要包括:

(1)定位克隆了AD的若干突变基因,建立健全了转基因动物模型,确立了遗传因素在AD发病中的作用,以及根据上述研究进一步了解了散发性阿尔茨海默病(SAD)的某些发病机制。

(2)进一步明确了胆碱能缺陷学说以及氧化应激和兴奋性氨基酸(EAA)毒性在AD发病中的作用,并针对性地研究了目前广泛应用于临床的胆碱酯酶抑制剂和谷氨酸受体阻断剂为主的促智药物。

（3）以PET、单光子发射计算机断层成像（SPECT）和功能磁共振成像（fMRI）为代表的功能影像学诊断技术的发展，开展了一系列的AD早期诊断、鉴别诊断、病情进展预测与评价研究。

（4）开展了Aβ主动免疫治疗AD的临床试验，尽管由于部分患者出现无菌性脑膜炎而被迫终止，但仍成为AD研究的一项里程碑性研究。

（5）提出了MCI的概念，《精神疾病诊断与统计手册（第5版）》（DSM-Ⅴ）和NINCDS-ADRDA制定的AD诊断标准不断得到完善和充实。

二、血管性痴呆的发现与研究

VD是因脑血管病变导致的神经变性疾病。清代吴塘在《吴鞠通医案》第一次提出"中风神呆"病名，认为痴呆与中风密切相关。刘雅芳等人认为中风后神智类疾病应当归属于VD范畴。

1594年，Jasode Pratis所著第一部神经病学教科书，记载了包括痴呆在内的记忆损害。

1672年，Willis首次描述了脑卒中后患者表现出的思维迟钝和健忘，是关于VD最早的临床记录。

1894年，Otto Binswanger报道描述了第一例Binswanger病案例。

1896年，Emil Kraepelin在其教科书《精神病学》中，第一次将动脉硬化性脑损害与老年痴呆和梅毒性精神错乱导致的麻痹性痴呆区分开来。

1902年，Alzheimer正式提出"皮质下动脉硬化性脑病"的病名，并用他的老师Binswanger的名字命名。

1955年，Van Bogaert首次描述了两例皮质下梗死伴白质脑病的常染色体显性遗传性脑动脉病（CADASIL）病例。

1974年，Hachinski提出"多发梗死性痴呆"（MID），用以描述脑血管病后的认知功能损害，此后一度成为VD的代名词。

1992年，WHO颁布的ICD-10"精神及行为障碍分类"中正式提出了VD的命名。

1993年，Tournier Lasserve提出CADASIL的命名，并将致病基因定位于19号染色体短臂。

1995年，Hachinski提出了血管性认知障碍的概念，进一步修订和扩展了VD的概念。

三、老年痴呆中医研究简史

(一)病名沿革

我国古代医籍中并无"老年痴呆"这一病名及其专论,对其病症多见于"健忘""痴呆""呆病""呆痴"等相关记载中。魏晋时期皇甫谧在《针灸甲乙经》中称"呆痴",宋代王执中在《针灸资生经》中称"痴证",明代虞抟《医学正传·癫狂痫证》称"愚痴",明代杨继洲《针灸大成》分别载有"呆痴""痴呆""愚笨"病名。明代张景岳在《景岳全书·杂证谟》提出"痴呆"病名,并著成"痴呆"专论,之后清代陈士铎在《辨证录》中称为"呆病",并创立呆病门,清代叶天士在《临证指南医案》中称"神呆"。从上述众多文献资料可以看出,中国古代虽无关于老年痴呆的记载,但是历代医家早已认识到了这一疾病,并做了相关研究。

(二)对病因病机的认识

老年痴呆以健忘为主要症状,其发病与心、脑、肝、脾、肾密切关联,古代中医认识该病也是从心、脑、肾等脏腑开始的。从《黄帝内经》对脑与健忘的诸多论述开始,当时医家已经认识到"脑为元神之府",与精神活动有关,并支配着感官和智力,可以直接导致疾病的产生。此时对脑的解剖也有相应的描述,不仅指出了脑的解剖位置及腧穴,同时认为人脑与视、听觉及感官关系密切。《黄帝内经》对健忘做了大量的论述,足以见得当时医家就开始对该病有重视,同时也观察到了老年人的情感、思维障碍与五脏气血的盛衰有着密切的关系。

明代以前对健忘理论的演变为:东汉时期张仲景的"瘀血"致病理论;隋唐时期以巢元方《诸病源候论》为代表的"虚劳"致病;唐代大多医家认为健忘与心伤和肾阴虚有关;两宋时期认为健忘源于虚劳,主因心肾亏虚,同时出现了脾致健忘说;金元时期认为心肾亏虚为健忘主因,朱丹溪提出"痰"致健忘说。这段时期是老年痴呆理论的不断充实阶段,老年医学的发展,老年常见病的防治以及关于衰老的理论认识受到医学家的关注。唐代孙思邈对老年人智力、精神和情志的改变进行了论述,认为是"肾精竭乏,阳气日衰"导致"心力渐退",并提出精神、起居、饮食方面的调理方法。宋代陈直在《养老奉亲书》中对老年人的精神、性格、行为上的病态表现进行了描述,其见解与现代医学对老年痴呆的早期表现的认识相似。

明代龚廷贤认为健忘与心脾损伤及情志损伤有关,情志因素引发心伤是发病的根本原因,而脾伤对病情发展起着重要因素,李中梓认为健忘主因为心肾不交。清代大多医家认为健忘源于心肾亏虚及心肾不交。明清时期对老年痴呆的认识取得了突破性进展。张景岳所著的《景岳全书》开辟了痴呆作为病名进入中医学发展的历史,对痴呆一证提出了较为系统的认识,从病因病机、证候特点、治疗预后诸方面进行了较详细的论述。张景岳认为痴呆的病因是由于情志郁结、思虑不遂、善感多疑,或突发惊恐日久而成,病位在心和肝、胆二经。清代陈士铎《辨证录》"呆病门"是对老年痴呆更深入的认识,认为发病与情志不调、肝气郁结有关,而痰结为关键因素。此时各医家对中风、癫狂所致的痴呆也有相应的认识。清代,西方解剖学深入中国,以及"脑髓说"的提出,使中医对脑部功能与记忆力之间的关系认识更加明确。

第三节　老年痴呆研究的现状与未来发展

一、阿尔茨海默病研究的现状与未来发展

近50年来,随着遗传学、生物化学、药理学、免疫学、流行病学等研究技术和手段日益进步,许多先前被认为是不可攻克的绝症——在人类的智慧面前低头"服软"、获得有效的预防和治疗方法,比如结核病、冠状动脉硬化性心脏病、一些癌症等,甚至与AD同为神经变性疾病的帕金森病也因为拟多巴胺类药物的出现和优化而获得长期有效的对症治疗,患者预后获得大幅改善。然而,迄今为止,各主要经济体政府、国际学术界和产业界虽然投入巨大人力、物力开展相关研究,但AD仍然是全球前十大严重疾病中唯一缺乏有效预防或治疗方法的疾病。

(一)阿尔茨海默病研究的现状

AD是一个与增龄相关的、具有多病理生理特征的复杂疾病,包括以进行性脑神经元丢失和萎缩为特征的神经变性、脑细胞外Aβ聚集形成淀粉样斑块,即神经炎性斑,俗称"老年斑"、脑神经元内Tau蛋白异常磷酸化和聚集形成神经原纤维缠结、脑葡萄糖代谢下降、胶质细胞激活和神经炎症等。

Alois Alzheimer首次描述AD时就发现神经炎性斑和神经原纤维缠结是突出的病理学特征,因而在学术界有"无Aβ沉积、Tau异常磷酸化,不AD"之说,即没有Aβ沉积、Tau异常磷酸化病理特征就不能诊断AD。淀粉样斑块和神经原纤维缠结作为AD诊断的病理"金标准"已被国际学术界一致认同。

20世纪80年代中期以后的研究进一步揭示了Aβ沉积与AD之间的密切关系,特别是临床流行病学和遗传学等研究发现与Aβ代谢密切关联的编码APP、PS1和PS2基因突变会导致家族性AD发生,Down综合征(21-三体综合征)疾病发展过程与AD高度类似等证据。John Hardy等于1992年提出的关于AD发病的"Aβ级联假说"很快被国际社会广泛接受,成为近30余年来AD研究领域的统治性假说。基于家族性AD多病理生理特征动态变化研究认为Aβ代谢变化是所有病理生理特征中变化最早的起始因素,更加强化了"Aβ级联假说"的可信度。国际AD学术界主要研究力量大多围绕Aβ而展开,先后证明微摩尔级的Aβ神经毒性作用、阐明APP代谢的两条主要通路(即β-分泌酶、γ-分泌酶参与的Aβ生成通路和α-分泌酶、γ-分泌酶参与的非Aβ生成通路)、制备多种Aβ代谢相关的转基因小鼠模型(如APP/PS1双转基因小鼠模型等)、制成多种针对Aβ的PET示踪剂等。有力的研究证据也促使Aβ成为AD防治研究统治级别的干预靶标。由于超乎想象的巨大市场潜力,大量的人力、物力被投入增加Aβ清除、减少Aβ产生和异常聚集的新药研究中,先后制备出能有效增加Aβ清除的疫苗和抗体、有效减少Aβ产生的β-分泌酶抑制剂和γ-分泌酶抑制剂、有效降低Aβ聚集的解聚剂等。然而,这些药物的大规模临床研究结果却令人失望,能有效减少AD患者脑内Aβ沉积的药物,不仅不能延缓或阻止临床疾病的进展,有时反而会加速患者学习和生活能力的衰退,产生严重副作用。此外,一些研究者曾经认为痴呆期治疗太晚才导致临床试验无效,但是痴呆前期的预防性临床研究也以失败而告终,就难以用干预治疗过晚来解释了。严峻的事实让"Aβ级联假说"遭遇空前的挑战。

神经元特异性微管蛋白Tau异常修饰,特别是异常磷酸化,形成神经原纤维缠结也是AD一个突出的病理特征。Tau异常磷酸化和聚集也被认为是导致AD神经变性改变发生发展的关键因素之一。有关Tau与AD的研究日渐获得重视,Tau异常磷酸化和聚集与疾病发生发展之间的关联、Tau转基因小鼠模型、针对异常磷酸化Tau的PET示踪剂等研究均获得重要进展。但是,由于全长 Tau 441 个氨基酸中约有 20% 的氨基酸是潜在的磷酸化位点,加之多个磷酸激酶和磷酸酯酶系统复杂和动态地调控着 Tau 的磷酸化,Tau 的生理和病理状态下的磷酸化调节机制异常复杂,给研究带来巨大困难,目前仍有许多谜团有待解开。针对 Tau 靶标的 AD 等痴呆治疗药物虽然有抗体、聚集抑制剂等进入临床试验,但依然在延续着失败的记录,预计相关研究仍有很长的路要走。

由于脑胆碱神经系统与学习记忆的密切关联,脑内胆碱能神经功能显著下降,其纤维汇聚地之一的海马体萎缩是 AD 重要的病理生理特征,因此"胆碱能假说"成为最早解释 AD 发病机制的理论,目前临床使用的主要症状性治疗药物胆碱酯酶抑制剂如多奈哌齐、石杉碱甲等也是源于该假说的研究。遗憾的是,该类药物的有效作用仅能持续很短的时间,不能阻止或延缓疾病进展,也不能满足临床的需求。

神经炎症是 AD 的另一值得关注的病理生理特征。临床流行病学研究表明,非甾体类抗炎药物的使用似乎能降低 AD 的发病率。遗传学研究也发现,*TREM2* 等基因变异可以导致小胶质细胞功能异常从而成为潜在的发病危险因素。然而,非甾体类抗炎药物的临床试验并没有证明其疗效。

试图解释 AD 病理损害机制的理论还有氧化应激假说、线粒体损害假说、兴奋性氨基酸毒性假说等。但是,迄今为止,这些假说均未能获得完整或全链条的研究证据。有团队在临床结合实验研究的基础上,于 2013 年提出 AD"脑能量(葡萄糖)代谢障碍"假说并进行了较为系统的阐述,经过近 10 余年的努力,基本完成了该假说的全链条实证研究。AD 患者脑内硫胺素代谢关键基因表达特异性抑制,诱发脑硫胺素代谢紊乱和葡萄糖代谢异常,导致进行性突触/神经元丢失和脑萎缩、Aβ 沉积、Tau 异常磷酸化、胶质细胞激活和神经炎症等多级联病理生理特征出现,致使疾病发生发展。以这个假说为指引,将 AD 诊疗研究关口前移至 Aβ 沉积、Tau 异常磷酸化上游展开,已获得初步成果。

此外,遗传学研究揭示 AD 存在显著的遗传易损性。如载脂蛋白 *Eε4* 等位基因不仅显著增加 AD 发病率,也将疾病发生年龄显著提前。未来需要继续深入研究 AD 遗传危险因素与疾病发生发展机制之间的关系。由于 AD 疾病的复杂性,近年来国际学术界推出 A/T(N) 评价系统,用这个系统评价 AD 多病理生理特征相关的生物标志物动态变化规律是可取的,但试图利用这个系统从整体角度理解 AD,发现 AD 发生发展规律和真正的发病机制是困难的。因为,我们目前对什么是神经变性、Aβ与AD其他病理生理特征之间的关系仍不甚了解。

(二)阿尔茨海默病研究的未来发展

AD是一个多病理生理特征的复杂疾病,这导致阐明其发病机制具有较大的困难和挑战。然而,AD发生发展和临床表现的唯一直接基础是以进行性突触/神经元丢失和脑萎缩为特征的神经变性,这应该成为AD研究的唯一核心,只有那些能同时导致进行性突触/神经元丢失和脑萎缩、Aβ沉积、Tau异常磷酸化等病理生理特征的致病因子才有可能是导致AD发生发展的真正关键因素。长期以来,AD研究领域过度关注了作为临床病理诊断标志的脑Aβ沉积等,忽视了AD多病理生理特征之间内在关系研究,特别是其他病理生理特征与神经变性之间关系的研究。近20余年来,虽然AD研究领域早已知晓*APP/PS1*等转基因小鼠脑内长时间表现显著的脑Aβ沉积却不出现类似人类AD的进行性突触/神经元丢失和脑萎缩,但仍然长时间对Aβ级联假说盲目乐观,未能进行及时有效反思和拓宽AD研究领域。

今后,随着人类期望寿命的逐渐延长,还有可能出现更多类似AD这样具有多病理生理特征的、与增龄相关的新型复杂疾病。这类疾病不能套用仅有少数甚至是单一病理生理特征的简单疾病"还原主义"(又称"化约论",是一种哲学思想,认为任何系统、事物、现象可以将其简单化解为各部分之组合来加以理解和描述)在生命科学研究领域,还原主义认为生物实体可以被还原成原子和分子之类的物理化学实体的集合而加以研究,而生命科学研究需要阐明导致疾病发生发展的直接病理生理特征发生机制和多病理生理特征之间的内在关系,才有可能真正认识疾病、发现有效的防治方法。这是AD研究给我们的重要启示之一。

因此,AD未来的研究方向有可能集中在以下几个方面:

(1)揭示导致AD神经变性的真正致病因素,并根据这些致病因素结合临床表型将AD细分为各个亚类,开展精准防治对策研究。临床研究已发现,AD患者存在临床表现、疾病进展等显著差异,可能是由不同致病因素,如高磷酸化交互反应DNA结合蛋白-43(TDP-43)等参与造成的。

(2)建立适合的动物模型,特别是与人类大脑发生、结构和功能更为接近的非人灵长类模型,系统研究AD病理生理特征之间的内在关系和相互作用,从系统层面更深刻地认识AD发病机制,为发现更有效的防治方法奠定基础。

(3)在生理和病理状态下,纳摩尔或皮摩尔级的内源性Aβ的作用及其对神经元和胶质细胞结构和功能的影响。目前用于证明神经毒性研究的Aβ剂量为微摩尔级别的,远超生理和病理状态下的内源性Aβ产生水平,其证明的神经毒性可能是一个人为的虚假效应。

(4)阐明 $ApoE\varepsilon4$ 等位基因等AD常见遗传风险因子导致AD发病率显著上升的关键机制。

(5)寻找和建立适合的体外和动物模型,阐明神经变性的过程、特征和确切机制,为该类疾病的深入研究奠定基础。这可能是未来需要解决的最难研究任务之一。

总之,AD是一个具有多病理生理特征的复杂疾病,不能套用在仅有单一或较少病理生理特征的简单疾病中获得成功的"还原主义"研究思路和方法,而应该从整体观念出发,找出与疾病临床表现及其发生发展最直接相关的病理生理特征并阐明其发生机制,阐明其与多病理生理特征之间的内在关系,我们才有可能理解AD、发现有效的防治方法。

二、血管性痴呆研究的现状与未来发展

(一)血管性痴呆研究的现状

近年来,由于脑血管病的井喷式增长,人们对于VD的研究越来越重视。VD的产生与脑血管病的危险因素,如高血压、高脂血症、糖尿病以及高同型半胱氨酸血症等呈正相关,也与年龄、遗传及其他导致大脑缺血缺氧的疾病(贫血、睡眠呼吸暂停综合征、颈动脉狭窄)密切相关。VD虽无有效治疗手段,但被认为是可以有效防治的一种痴呆综合征,且这种可防治性主要针对早期阶段。因此,如果能在早期阶段——血管性认知功能障碍时给予积极干预,不仅可取得良好的治疗效果,还可延缓其成为不可逆痴呆状态的进程。故针对VD的研究,从危险因素、影像学表现以及治疗入手显得十分必要。

1.危险因素

由于VD是在脑血管病的基础上发生的,可以推断任何直接或间接引起脑血管病的危险因素均可成为VD的危险因素。另外,还有一些危险因素可以使脑血管病进展成为VD的概率增加,这也应引起重视。然而,无论是脑血

管病还是VD,预防远远比治疗更加重要。因此,对VD的流行病学研究显得尤为重要。目前,关于VD发生的危险因素主要有以下几种:人口社会学因素、血管疾病及其相关因素、遗传性因素以及可能的其他因素。

1)人口社会学因素

关于VD的社会学因素,曲艳吉等对1980—2011年发表的关于中国VD流行病学的研究进行总结分析发现,VD的发病率从60～64岁的0.14/(100人·年)升高到80岁的0.57/(100人·年),且文盲VD的发病率高于小学和初中学历以上者[0.26/(100人·年),0.23/(100人·年),0.15/(100人·年)]。随着人们工作、生活压力越来越大,心理因素对疾病的影响也逐渐引起人们的重视。而抑郁是否是VD的危险因素一直存在争议。洪震等在对上海部分城乡地区VD的发病率及危险因素的研究中发现,积极参加各种有关认知功能的活动有助于保持学习能力和增强认知。可见,积极主动的生活方式可能对认知功能有保护作用。

2)血管病及其相关因素

VD的发生建立在脑血管病基础之上,因此血管病及其相关因素成为VD的重要危险因素。曹雯炜等提出,贫血、高血压、糖尿病、短暂性脑缺血发作和冠心病病史与VD的发生有关,它们使VD的患病风险显著增加2～5倍,是VD的独立危险因素。另外,同型半胱氨酸(Hcy)是蛋氨酸代谢的中间产物,其代谢异常可致高同型半胱氨酸血症。Mccally在对因遗传性同型半胱氨酸尿症而死亡的儿童尸检中发现,其体循环内存在广泛的动脉血栓形成及动脉粥样硬化的病理表现,由此提出了高Hcy导致动脉粥样硬化性血管性疾病的假说。梅正树在对Hcy水平与VD相关性的研究中发现,Hcy水平与VD程度呈正相关。此外,大样本的队列研究证实,高脂血症与老年痴呆(包括VD)的发生呈正相关。而他汀类药物可使VD患者发生血管性认知功能障碍的风险降低39%。在吸烟与VD发病相关性的调查中发现,年龄超过60岁,烟龄超过40年的人群,其VD的患病率是不吸烟者的3.5倍。少量饮酒是VD的保护性因素,但每日大量饮酒与VD的发生呈正相关。另有研究证实,脑萎缩、脑小血管病引发的脑白质病变在VD的发病中也扮演了重要角色。

3)遗传性及其他因素

目前,关于遗传性因素与VD关系的研究尚处于起步阶段,尚无定论。但有研究认为，只有少数VD的发生与纯粹的遗传性因素有关，大部分仍可能是遗传性因素和其他危险因素相互作用的结果。除遗传性因素外，高纤维蛋白原血症、高尿酸血症可能是导致VD患者学习、记忆功能障碍的原因之一。

钙调素、钙调素依赖性蛋白激酶Ⅱ的作用机制被证实是参与大脑记忆形成和储存的分子机制之一。降钙素、内皮素-1有缩血管及神经细胞毒性作用，可加重脑缺血，还可能对脑神经元或神经胶质细胞造成直接损害，故也是构成VD的分子机制之一。痴呆患者的脑中存在活化的小胶质细胞、炎性介质、C反应蛋白、补体因子等炎性因子，且多数在出现痴呆临床症状前水平就已升高，说明炎症反应在VD的发病机制中起重要作用。

ApoEε4、对氧磷酶1、固醇反应元件结合蛋白1、脂蛋白受体相关蛋白是与胆固醇相关的基因，它们通过不同位点作用于血浆胆固醇及低密度脂蛋白，加速动脉硬化的形成，从而促进VD的发生。而血管紧张素转换酶、内皮型一氧化氮合酶、纤维蛋白原等是与血管相关的基因，该类基因多直接作用于血管壁，调控血压或增加血栓形成的风险，从而促进VD的发生。另外，与氧化应激和炎症反应相关的基因包括亚甲基四氢叶酸还原酶蛋白（TT型）、谷胱甘肽S转移酶ω1、血小板内皮细胞黏附因子-1、白细胞介素-6，它们的作用位点与氧化应激有关，因启动细胞膜损伤而促进VD的发生。过氧化物酶体增殖物激活受体是与葡萄糖代谢相关的基因，它可广泛参与脂肪的生成及代谢、葡萄糖代谢、炎症反应、血压调整等多种生物学过程，从而促进VD的发生。

2.影像学表现

CT显示无症状脑梗死者发生痴呆的风险是无脑卒中或梗死者的近3倍，说明VD与脑损伤显著相关。MRI显示额叶及颞叶皮质下、内囊前肢与膝部、尾状核及丘脑梗死者，其放射冠和基底核区的梗死面积及海马沟回间距、侧脑室体部宽度指数可作为VD的预测指标。有研究采用颈内动脉彩色多普勒超声、椎动脉血流量指标进行检测，发现其可较准确地反映VD患者脑血流灌注的改变，是一种研究VD的有效方法和手段。VD患者的彩色多普勒超声主要表现为被检血管的血流速度明显减慢、脉搏指数升高、频谱异常，其中血流速度与VD的严重程度明显相关。有研究对脑梗死合并脑白质疏松的患者行弥散张量成像检查，且对T_2加权像中存在损伤的部分患者，应用简易智能状态检查量表、蒙特利尔认知测评量表及临床痴呆量表进行认知功能评估，结果发现平均弥散系数与智能水平明显相关。因此,预测弥散张量成像可作为VD的实验性和前瞻性观察指标。Yoshikawa等在对比AD与VD患者的SPECT表现时发现,VD患者的大脑前部平均血流量明显下降,而AD患者的大脑后部平均血流量下降明显,故认为单光子发射计算机体层摄像是区分AD与VD的重要手段。质子磁共振波谱分析是另一种可以用于鉴别AD与VD的手段。陈双庆等研究发现,VD患者皮质下N-乙酸门冬氨酸峰值降低,而AD患者多表现为海马N-乙酸门冬氨酸/肌酸比值降低,因此这可用于区别两者。

3.血管性痴呆的治疗

1)预防治疗

VD的预防治疗主要是对脑血管病危险因素的预防,其包括戒烟、戒酒、限制进食动物性脂肪或含胆固醇较高的食物,多吃蔬菜、水果,适当吃些含碘的食物,控制糖和盐的摄入,适当运动,尽可能地让患者进行力所能及的工作与学习,多与社会联系,同时还有降脂治疗、口服抗血小板聚集药物等二级预防药物等。

2)西药治疗

胆碱酯酶抑制剂的研究主要集中在多奈哌齐、加兰他敏、卡巴拉汀3种药物上。国内的一项Meta分析显示,多奈哌齐对VD的治疗效果明显优于其他药物。另有研究发现,加兰他敏在治疗由AD引起的痴呆和由脑血管病引起的痴呆时同样有效。目前,关于卡巴拉汀治疗VD的有效性研究较少,但有研究发现,卡巴拉汀对于可能伴有AD的VD患者的认知功能改善有效。美金刚是N-甲基-D-天冬氨酸受体拮抗剂的代表,目前对其研究较多。美金刚可以通过拮抗或上调海马N-甲基-D-天冬氨酸受体2B表达而达到改善认知功能的作用,还可以通过增加脑源性神经因子保护海马神经元,增加细胞外信号调节激酶,改善学习、记忆能力。目前,尼莫地平、尼麦角林、丁苯酞、奥拉西坦是被证实可以被VD患者使用的药物,有较好的安全性及有效性。

3)中医辨证论治

痴呆病变部位在脑,但与五脏均有明显的内在联系。①从肾脏论治。VD发生的本源之一是肾精亏虚。清代程国彭《医学心悟》中提到"肾主智,肾虚而智不足"。有医者自拟"补肾活血健脑汤"治疗VD,结果发现其可显著改善脑代谢并使智力提高。②从肝脏论治。有医家认为,当人至老年,肝气开始出现衰竭、易怒、七情失调,最终肝气郁结,阳亢阴虚,这也是VD的主要病机之一。③从肺论治。《灵枢·天年》谓:"肺气衰,魄离,故言善误。"腑滞浊流是VD发病的病机之一,其病位在与肺相表里的大肠。④从心论治。《素问·灵兰秘典论》中提到,"心者,君主之官也,神明出焉"。因此医家认为,心为五脏六腑之大主,神之所出与心密不可分。⑤从脾论治。脾主升清,乃为后天之本,主导血津液代谢,使认知和意识活动正常。

络主血脉,提示络病是与血流和血管相关的疾病。人体的脉络乃是血气津液通贯全身各处的重要枢纽,所以医家认为,络病可能与VD密切相关。《医林绳墨》谓:"健忘,若愚,若痴而不知事体者,宜予开导其痰,芩连二陈汤可用之。"现代许多医家也认为,涤痰化瘀是治呆要法。

(1)方药治疗:①补阳还五汤加减。补阳还五汤是益气化瘀、通络活化的方药。清代医家王清任所著《医林改错》中对其组方及功用有详细描述,该方由生黄芪、红花、地龙、当归、川芎、赤芍、桃仁构成,有通络祛瘀、活血补气之功效。②天麻钩藤饮加减。天麻钩藤饮是用于平息内风的方剂,在《杂病论治新义》中有其记载。该方由天麻、黄芩、杜仲、钩藤、栀子、茯神、桑寄生、益母草、夜交藤、川牛膝组成,具有息风平肝、活血益肾的功效。③归脾汤加减。《景岳全书·不寐》谓:"劳倦思虑太过者,必致血液耗亡,神魂无主。"该方由人参、白术、黄芪、甘草、枣仁、远志、茯苓、龙眼肉、当归、木香、生姜、大枣组成,具有宁心安神、健脾以资化源的功效。④半夏白术天麻汤加减。半夏白术天麻汤出自《医学心悟》,为治风痰眩晕之名方。其由半夏、天麻、白术、茯苓、橘红、甘草、生姜、大枣组成,具有健脾补气、利水渗湿的功效。⑤黄连解毒汤。唐代王焘所著的《外台秘要》中记载了黄连解毒汤,它由黄连、栀子、黄芩、黄柏组成,为清热解毒的代表方。目前研究发现,其通过提高调节性T细胞的产生起到抗动脉硬化的作用。⑥当归芍药散。《金匮要略》中有当归芍药散用于妇科疾病的记载,该方由芍药、当归、茯苓、川芎、白术、泽泻组成,有活血养血、健脾化湿利水的功效,可帮助改善老年人的学习记忆能力及运用能力,并增强其机体免疫功能。⑦地黄饮子。地黄饮子出自金元四大家之首刘完素的《黄帝素问宣明论方》,用于治疗下元虚衰、痰浊上泛。该方由熟地黄、山茱萸、巴戟天、麦门冬、肉苁蓉、茯苓、远志、五味子、石菖蒲等组成,具有滋肾阴、补肾阳、开窍化痰、安神明智的功效。⑧智灵汤。智灵汤由红参、何首乌、土鳖虫、山萸肉、石菖蒲、枸杞子、胆南星、天麻、川芎、水蛭、白术、知母等组成，具有大补元气、宁神益智、活血化瘀、息风化痰、醒神开窍的功效。

古往今来，诸多医家选择方剂各有侧重，针对不同痴呆类型辨证施治，在各种成方的基础上加减或合用，取得了良好的治疗效果。另有研究指出，一些中成药（如清宫寿桃丸、至宝三鞭丸等），本身具有填精补肾益髓的功效，用于VD患者后发现有不同程度改善神经细胞代谢与功能的作用。

（2）针灸：学者通过总结近年针灸防治VD的方法及疗效，发现毫针、电针、头针、舌针、耳针、针药结合、穴位注射等多种针灸方法对于防治VD均有确切疗效。故证实针灸在VD的治疗上占有较大优势，现已被临床广泛应用。其有效的作用机制可能为通过提高大脑皮质兴奋性、改善血流动力学、调节血管活性物质等多种途径，改善VD患者的日常生活能力。

（二）血管性痴呆研究的未来发展

多数学者认为VD的危险因素与脑卒中的危险因素相同，但这多是理论上的推测，缺少严格的流行病学的调查研究。在少数情况下，VD也可以由心搏骤停、全脑缺血、缺氧等引起。由于VD是目前唯一可以通过控制其危险因素而预防的痴呆，而且即使VD已经发生，纠正危险因素也能延缓病情进展，因此，尽早开展严格的流行病学调查，明确VD的危险因素应成为今后工作的重点。

早期预防、准确诊断、早期治疗VD可以有效减轻或延缓疾病的进展。具有十分重要的意义。目前尚缺乏标准化的诊断标准和鉴别痴呆的早期筛选工具，因此今后的研究应主要集中在提高公众对本病的认识，加强防治意识；制定标准化的VD诊断标准；定义VD的确切含义及VD与AD的关系；加强神经影像学的研究，重新认识脑萎缩、腔隙性脑梗死、白质病变及脑代谢改变的意义；研究有诊断VD的特异性的生物学指标等方面。

虽然临床报道很多药物治疗VD有较好的疗效，但这些报道中有一些存在以下问题：①多数试验在方法、资料上存在漏洞，试验观察的时间不够长。②所有试验使用的均为间接结果的评估方法（如认知功能的评分），而不是对VD患者及其护理者生存质量的直接评估。③试验的退出率很高，影响了结果的可信性和代表性。④VD的发病机制各不相同，而且临床表现和疾病的发展也不呈线性，这使得许多为期1年的研究无法得到具有临床意义的结果。今后,根据循证医学的要求,观察、筛选对VD治疗有效的药物,应该成为临床工作的重点。

目前中医对VD病因病机的认识,基本一致的看法是,其发病病位在脑,病性属本虚标实。本虚为诸脏亏损,气血不足,尤与心、肝、脾、肾亏虚关系密切;标实为痰阻、血瘀、浊毒。而相应的临床研究和实验研究在很大程度上围绕着这一基本认识来开展深入。这些研究具有较强的科学性、实用性和学术特色,无疑对中医药防治VD具有重要的指导作用。但是,我们注意到,在具体讨论五脏虚损失调对VD发病的作用时,既有的研究对心、肝、脾、肾均有专门论述,而很少提及肺,这不能不说是一个缺陷。我们认为"五脏主五志",中医五脏与精神思维活动均有密切关系,VD固然与心、肝、脾、肾虚损关系甚大,而肺脏虚损在VD发生发展过程中同样起着重要的作用。如心主神志,为君主之官,但肺朝百脉,为相傅之官;肾属水主藏精,生髓,脑为髓海,而肺属金主收,生肾水。肝木失去肺金的正常克制可致肝阳上亢,肺虚无法为脾宣发津液可致脾虚痰阻。而现代研究表明,VD发病基础与肝阳上亢和脾虚痰阻相关。肺与心、肝、脾、肾的密切相关,提示肺脏虚损在VD发生发展过程中是一个不可忽视的环节。临床流行病学调查显示,腑滞浊留证出现的频率在轻度VD为42%,中度为63%,亦提示腑滞浊留证是VD发病的重要因素。腑滞浊留证,病位主要在大肠,而肺与大肠相表里。基于以上认识,肺脏虚损很可能在VD的发生发展中起着重要的作用,值得深入研究与探讨。

三、混合性痴呆研究的现状

(一)混合性痴呆的流行病学

1.患病率

许多痴呆的流行病学研究将MD病例与AD或VD病例混合在一起,使有关MD的信息减少,并且淡化了AD、VD的流行病学特点,尸检研究则可证实有些临床分类为单纯AD或VD的病例其实为MD。英国的一项前瞻性研究对209例患者进行尸检,结果显示AD病理和血管病理是导致认知减退的主要病理,但大多数患者两者同时存在。虽然如此,在许多病理学研究中MD患病率仍为0~55%,这很可能是因为健康理念、地理因素、人群分布,尤其可能与概念差异有关,真正的患病率可能在20%~40%。

冷泉港亚洲会议(CSHA)也评估了MD的存活率,发现其存活时间平均为4年,与AD或VD并无显著不同。各类痴呆在5年内均可导致更高的死亡危险度。

2.危险因素

目前业界对于MD的特殊危险因素知之尚少,它们可能包括了AD和VD的共同危险因素,其中血管危险因素似乎尤为重要。例如高血压是VD的重要危险因素之一。研究发现,AD或VD患者的高血压病史比无认知损害的高血压患者要早10~15年,提示高血压可增加罹患AD的危险。吸烟、糖尿病、心脏病史及心房颤动等与VD有关的其他血管危险因素也与AD有关。

(二)混合性痴呆的诊断标准

1.病理学标准

MD的病理学标准:脑部同时具有两种类型的病理改变,即AD型脑损害(细胞外淀粉样蛋白沉积、细胞内神经元纤维缠结)与VD型脑损害(脑梗死、多发腔隙性梗死及缺血性脑室周围白质疏松同时发生)。Zekry等在一项前瞻性临床病理学研究中发现,痴呆临床严重程度相似的AD患者中,多数具有血管损害。该结论也支持了下述观点:即使AD病理改变存在,缺血性损害仍是认知损害发生的重要决定因素。

2.影像学诊断标准

MD的影像学特征尚未能完全阐明,最常用的标准是典型AD患者脑部CT改变或MRI发现缺血性改变。Nagga等研究发现,与VD患者比较,颞叶及其周围皮质萎缩在MD患者中更为多见。此外,85%的MD患者具有腔隙性梗死灶和额叶白质改变,而VD患者CT发现大梗死灶者仅占14%。AD患者具有额叶白质改变与腔隙性梗死灶提示了MD的诊断,这证明了白质改变有着一个缺血性起源。也有研究结果显示,根据脑萎缩、临床表现及$ApoE\varepsilon4$基因型分析,作为与AD病理同时存在的血管因素来说,白质改变与额叶相关神经精神学特征有关,而与整体的认知损害无关。相关神经影像技术的发展增进了研究者对AD、VD特点的理解,并有利于诊断标准的进一步完善。例如PET研究即显示VD患者多发局灶性代谢减低,而早期AD患者颞叶区域性代谢减低。但根据结构性和功能性神经影像学特点经常不能区分AD与VD,尤其在进展性病例中。有关确定诊断的神经影像学特征尚需进一步研究明确。

3.临床标准

下述五套诊断标准对诊断 MD 最有影响。NINCDS-ADRDA 的标准；ICD-10关于精神及行为障碍的临床指导手册及研究标准;《精神疾病诊断与统计手册》第4版(DSM-Ⅳ);美国加利福尼亚 AD 治疗中心(ADDTC)关于VD 的标准,以及美国国家神经疾病与卒中研究所-瑞士神经科学研究院国际学会(NINDS-AIREN)关于 VD 的诊断标准。这些标准对 MD 的认识程度不同。

这些诊断标准提示了 MD 概念中的争论,并且尚未被神经病理学研究所确认。Zekry 等以上述标准评价了33例老年患者的临床表现,并将神经病理学诊断作为"金标准"与临床发现相比较。结果发现,在区分单纯的 AD 和VD,尤其是诊断 VD 方面,上述标准的准确率都非常高,但诊断 MD 的准确率却相当低,其中 NINDS-AIREN 相关标准能较敏感地鉴别 MD。上述结果与Gold 等的研究结果相一致,即认为 VD 的临床标准不能同样适用于 MD。

(三)混合性痴呆的治疗

MD 无特殊治疗,但有证据表明对脑血管病进行治疗可以改善 MD 患者痴呆的临床表现,该治疗包括两个方面:①对脑血管病的危险因素进行预防性治疗,如使用降压药、他汀类调脂药,以及锻炼、戒烟等,可降低患者的病死率。应用丙戊茶碱、奥拉西坦、丁咯地尔和尼莫地平治疗 AD 和(或)VD,临床症状可获得不同程度的改善。此外,收缩压得到控制的患者与安慰剂对照组比较,其各类痴呆的发生率降低。目前正在进行其他抗高血压药物(如坎地沙坦和培哚普利)的进一步试验研究。②胆碱酯酶抑制剂有可能改善认知功能,从而提高患者的生活质量。Bullock 等评价了 MD 患者应用加兰他敏 24 mg/d的长期认知效用及安全性。结果显示,加兰他敏组在第6个月显示出有统计学意义的临床认知功能改善,而且疗效持续达12个月。相反,安慰剂组的认知功能恶化。那些从安慰剂组转到治疗组的患者认知功能也得到提高,但未达到治疗组水平。亚组分析结果显示,加兰他敏对于 MD 患者认知功能的长期维持是有效和安全的,依从性也好。Dale 等的研究也显示了相似的结果。

综上所述,目前 MD 的概念及诊断标准尚未完全明确,相关神经心理学、功能评价、神经影像学和临床病理学研究亦需深入。研究者与临床医生进一步认识到血管危险因素及损害在神经变性病罹患风险和疾病表现中的重要性,可以完善对MD发病机制的理解并进行早期干预,以提高临床疗效,使疾病预防成为可能。

四、现代中医对老年痴呆研究的现状

张学文认为,老年痴呆源于脑髓失于精血濡养,脑髓不健。诸因导致气血不荣清窍,精气不济脑髓,脑失所养,久而空虚成萎。病机可分为三方面,即肾虚血瘀、气虚血瘀、颅脑水瘀。对其治疗应以滋肾荣脑为主,补气与血,祛瘀利水,解郁化痰,益肾活血。并以虚实夹杂之证辨治,不可一味补肾填精。

王永炎认为老年痴呆病因主要在于年高体虚,七情内伤,心肝脾肾功能失调,气血不足,肾精衰枯,痰浊内生,气滞血瘀。认为该病为本虚标实之证,虚实夹杂者多见。对其治疗主张补虚泻实,以补肾为主。对该病分为六型,对髓海不足者宜补肾益髓,运用补肾益髓汤;对肝肾阴虚者宜滋阴养血,补益肝肾。方用知柏地黄丸、左归饮、六味地黄丸;对脾肾不足者宜补肾健脾、益气生精,方用还少丹、归脾汤、金匮肾气丸;对心肝火盛者宜清热泻火,安神定志,方用黄连解毒汤;对痰浊阻窍者宜健脾化痰,豁痰开窍,方用洗心汤、转呆丹;对瘀血内阻者宜活血化瘀,开窍醒脑,方用通窍活血汤、桃红四物汤。

谢海洲认为老年痴呆病位在脑,与五脏六腑相关。为虚实相兼之病,虚主要为脾肾亏虚,实则为痰浊瘀毒。因此治疗主张补虚与泻实并举,疏利三焦,升阳益髓以扶脾肾;除痰化瘀,解毒散结,使脑气充盛,络脉畅达。

颜德馨根据《医学衷中参西录》"脑髓纯者灵,杂者钝"的认识,认为瘀血随经脉流行于脑,与精髓错杂,致使清窍受蒙,灵机呆钝。同时瘀血内阻,脑气与脏气不接,气血无法上注于头,脑失所养,使病情加重。对治疗主张疏通脉道,祛除瘀血,使气血畅通。临床习用桃红四物汤加味。

王宝光治疗老年痴呆主要以三方面为原则,他认为五脏的生理活动是脑髓之根本,五脏之气的日渐衰退,气血津液化生不足,精亏于下不能上充于脑,导致髓海空虚是导致痴呆发病的病理机制。因此治疗上从脏治脑,首要原则是补益肝肾,方用桑麻地黄汤加减;其二痰阻脑络,蒙蔽清窍,气血瘀阻亦使脑络瘀滞导致该病,故勿忘痰浊与瘀血,宜痰瘀同治,方用涤痰汤加减;其三主张要重视平素调理,以消除各种诱发因素。

张发荣认为老年痴呆病机为肾精不足,脾气(血)亏虚,或兼湿气、痰浊、

瘀血、郁火阻滞脑络,最终导致髓海失养,脑窍闭塞致病,主因为肾脾两亏。分为五种证型:肾虚髓亏型,治宜补肾填精,化瘀开窍,方用还少丹加减;气虚血瘀型,治宜益气活血,开窍醒脑,方用补阳还五汤、通窍活血汤化裁;痰浊阻窍型,治宜化痰降浊,开窍醒脑,方用涤痰汤加减;郁火扰心型,治宜泻火解郁,养心安神,兼开脑窍,方用黄连解毒汤、酸枣仁汤化裁;湿困脾阳型,治宜燥湿醒脾,理气开窍,方用藿朴夏苓汤化裁。

邓振明认为中老年人,血气虚或肾精不足,使人体内环境失调,终至风、火、痰、虚、瘀相互为患,上窜瘀阻脑络,致脑乏清阳之助,津液之濡,精髓之奉养,痰瘀浊气杂于脑髓,脑之清窍不清,元神失聪,则灵机记忆皆失而出现神思迟钝,遇事善忘等痴呆表现。

张琪教授认为,脑与肾有直接关系,脑为髓海,脑之功能在于脑髓,而髓的化生又根源于肾,肾藏精生髓,为水火之宅,肾中阴阳调和而化生精髓。治疗应以补肾为首;其次为心,心气虚,心血亏虚,可使神明失舍致病。认为心肾两虚为发病之本。治疗宜补肾健脑、养心益智为主,兼以化瘀豁痰,方选地黄饮子与千金枕中丹合用。

傅仁杰教授认为心神受损、神明失用是老年痴呆的主要病机。五脏之气的日渐衰退,气血精液化生不足,导致脑髓失充,心神失养,亦是致病因素。在治疗上讲究辨病论治与辨证论治相结合,分型用药与专方用药相结合。治疗原则为补肾填精以充脑髓、益气养血以养心神、祛痰化浊以通心窍。治疗上主要以益智健脑专方为主,对该病分为六型:髓海不足型、脾肾两虚型、肝风内动型、心火亢盛型、湿痰阻窍型、气郁血虚型。

卢永兵教授认为老年痴呆病位在脑,与五脏相关,为虚实夹杂之证,以脑髓不足,五脏阴阳气血虚损为本,血瘀、气滞、痰浊为实为标。治疗上主张辨证论治,主要分为五个证型:肾虚髓少,治以补肾滋阴;心肾不交,治以清心宁神,交通心肾;心脾两虚,治以健脾益气;肝气郁结,治以疏肝解郁,佐以清肝泻火;痰瘀互结,治以活血化痰祛瘀。

此外郭振球指出老年痴呆关键在于五脏之气衰,衰则气、血、痰、郁之病邪,壅于五脏,损及心脾,形成原发性、退化性痴呆;若老龄者阳亢阴虚,阴不济阳,阳化内风,肝风内动,气血痰郁,随风阳上冒,蒙蔽心包、心窍,则可形成血管性、梗死性痴呆。刘寿康认为本病与气血凝滞关系密切,瘀血既可留着一处,亦可随血脉循行,一旦蒙蔽神明,则脑力心思为之扰乱而发病。

综上所述,现代中医多认为老年痴呆病位在脑,与心、肝、脾、肾有密切关系。其基本病机是脑髓空虚,痰瘀痹阻,火扰神明,诸邪蓄积,蕴生浊毒,元神受损,神机失用。发病主要为七情内伤,年老体虚,而致虚、痰、瘀、郁病邪夹杂为患。病性不外虚实两类。虚者气血亏,脑脉失养,阴精亏虚,髓海不足;实者痰浊蒙窍,瘀血痹阻脑络,肝火上扰神明。虚实可互相影响,相兼为病,因虚致实,实邪伤正,渐至虚实夹杂之证。无论是审因辨证、以证立法、以法定方的辨治理念,还是未病先防、既病防变的整体思维,均体现于其中,所有这些都值得我们进一步学习与研究。

第四节 老年痴呆的疾病经济负担

疾病经济负担包括直接经济负担、间接经济负担和无形经济负担。直接经济负担指与为患者提供干预有关的所有资源的可以用货币计量的经济负担,如卫生服务使用和药物使用等。间接经济负担指患者由于疾病伤残失去生产力或家属因照料患者放弃工作所导致的生产力损失。无形经济负担指由于疼痛、焦虑、恐惧和痛苦所造成的心理损害的非货币可以计量的经济负担。直接经济负担和间接经济负担无法反映疾病对于患者及照料者生活质量逐渐恶化所造成的影响,无形经济负担包括疾病所造成的心理维度影响,但无形经济负担难以被量化或设置明确的经济学计量模型。在部分情况下,由于疾病对个人和社会福利的影响,无形经济负担可能会超过直接和间接经济负担。因此在有些疾病如老年痴呆等,无形经济负担的合理测算可能在患者的医疗决策和资源分配决策中发挥着十分重要的角色。

一、直接经济负担

(一)直接经济负担内涵

患者的直接经济负担由直接医疗费用和直接非医疗费用这两部分构成。直接医疗费用包括所有涉及卫生服务的费用,如治疗费、医事服务费、西药费、中草药费、各类检查费、床位费等。直接非医疗费用指为获得卫生服务机会所产生的费用,包括交通费、陪护费、伙食费、住宿费、营养费,以及患者日常生活中的营养成本、保健设备费用,以及护理费用等。

直接经济负担受多种因素影响,如医学的进步、科技发展和高新技术的出现,新旧药物的更替,医疗服务价格的调整,社会经济发展等因素均能影响疾病直接经济负担的大小。尤其是药物费用在老年痴呆的直接经济负担研究模型中占有极其重要的比重和研究价值,能够为临床用药指导和药物远期疗效评估等提供重要参考意见。

(二)直接经济负担计算方法

目前常用的直接经济负担评价方法有上下法、分步测算法、直接法(表1-4)。

1.上下法

上下法的通常计算方法为首先获取全国或地区的医疗总费用信息,接着将医疗总费用平均分配或按某套系数比例计算到患者群,从而得到医疗总费用以及人均情况。上下法的优点是数据收集快速方便,无须占用大量的人力、物力进行相关数据的调研收集,缺点是即使获得全面并且权威的医疗总费用信息,该费用也只能代表疾病的直接医疗相关费用的情况,而完全不涉及疾病的直接非医疗费用以及间接费用情况。

2.分步测算法

分布测算法是先将需要计算的医疗费用按照时间进行分段,然后再进行相关计算。分步测算法可以更好地对人群医疗服务利用和医疗费用进行相对全面的研究,同时可以分析年龄、收入、性别等社会学因素对医疗费用的影响强度。通过建立测算模型,分步测算法的精确度相对较高,可信度高,但是该方法需要对数据进行翔实的调查整理,对数据精确度有较高要求,需要研究者花费人力、物力开展相关调研。目前,较为常用的建立测算模型的方法是四部模型法,是对门(急)诊利用、门(急)诊费用、住院利用和住院费用建立数学模型。

3.直接法

直接法的通常计算方法是首先通过调查计算得到某疾病的年平均直接费用,再通过年鉴或权威口径得到该疾病的患病率或者发病率,同时通过查阅相关资料得到涉及研究地区的常住居民人数,计算公式为:某疾病直接费用=该疾病年平均直接费用×该疾病的患病率或发病率×涉及研究地区的常住居民人数。直接法的缺点在于患者的支付能力千差万别,同时患者群当中还存在大量未到医疗机构就诊的患者,这个问题在发展中国家比发达国家要严重得多,所以获得研究疾病的真实就诊情况和住院情况对于提高结果可信度非常关键,受限于无法了解患者的真实支付能力,直接法计算得到的结果往往会高于实际的疾病经济负担。

表1-4 直接经济负担计算方法优劣势总结

计算方法	优势	劣势
上下法	数据收集快速方便,无须占用大量人力、物力进行数据调研	不涉及疾病的直接非医疗费用以及间接费用
分步测算法	精确度相对较高,可信度高	需要研究者花费人力、物力开展大量调研
直接法	数据收集快速方便	无法反映真实情况

二、间接经济负担

(一)间接经济负担内涵

间接经济负担是由于患病所导致的伤病残疾或过早死亡而损失的劳动时长或降低的劳动能力给个人和社会带来的经济损失,需要通过查阅所研究国家和地区的人均国民收入和劳动力成本等经济指标,将损失的劳动时间折算为货币价值。

(二)间接经济负担计算方法

目前间接经济负担常用的研究方法包括人力资本法、现值法、摩擦成本法(表1-5),3种研究方法均存在一定的局限性,有待进一步开发新的、能更加准确地评估间接经济负担的方法。由于老年痴呆涉及照料者对患者大量的照护和陪伴时间花费,因而在考虑患者的劳动力损失的同时,其间接经济负担主要集中于无偿家庭照料者因照顾患者而损失的工作时间的相关计算。目前关于疾病间接经济负担的计算方式总的来说等于"减少的工作时间×单位时间创造的价值"。

1.人力资本法

劳动价值理论指出,有效劳动力因为疾病而失去的有效工作时间,其经济价值等于这一时间内劳动力通过正常劳动所创造出的价值。人力资本法是用未来的劳动力收入作为生产力损失的货币价值,潜在减寿年数指标(PYLL)可以用以计算患者因疾病造成的过早死亡所产生的间接经济负担,又称预先收入法,计算方式如下:间接经济负担=人均GDP(平均工资标准)×误工时间。目前,国内外研究者为了更加精确地计算间接成本,一般在人力资本法计算的公式当中加入伤残调整生命年(DALYs)的指标,从而得到更为精准的疾病间接经济负担,即间接经济负担=人均GDP×DALYs×生产力权重。部分关于精神疾病经济负担的研究提出患者在康复后会重新返回工作岗位创造价值,在间接经济负担的计算过程当中应当加入国家失业率,进行一定的调整:生产力损失=患病劳动者失业总人数×劳动适龄人口占全部劳动人口的比例×(1-国家失业率)×一般人群年平均工资。在对居家劳动者或者居家照料者所创造的生产力价值进行评定时,通常采用替代价值法和机会成本法,替代价值法是假设居家劳动者或者居家照料者创造出的生产力价值等同于从一般市场当中雇佣劳动力所需要的费用,机会成本法是假设居家劳动者或者居家照料者所产生的生产力价值与其本人在一般市场被聘用所得到的工资是完全等值的。

在使用人力资本法进行间接经济负担的估算时,所需要的前提是肯定充分就业及均衡的劳动力市场,但是充分就业的这一假设使得发生在未来的收入会被过分高估,也就是说人力资本法会高估生产力损失的货币价值。除了可能会高估间接成本外,人力资本法还存在以下几点不足:

①人力资本法无法计算疾病所产生的无形经济负担,即疾病、伤残、过早死亡在心理上、精神上和生活上给患者、家庭和社会其他成员造成的痛苦、悲哀与不便等。

②主要考虑居家劳动者或者居家照料者创造出的生产力价值,未将已退休的成员或以非劳动收入生活的成员纳入考虑,这可能会造成低估成本。

③未从不同群体的实际生产力差别来体现成本的异同,仅仅是从工资差别进行考量。

④在实际计算过程当中,贴现率的取值对于人力资本法的影响较为敏锐。即便有以上几点尚未得以更有效解决的问题,人力资本法在目前的算法中仍然是最为肯定的方法,并被广泛使用。

2.现值法

西方经济学家常选用平均工资标准来计算某种疾病的间接经济负担。即用工资标准与因疾病所损失的有效工作时间结合起来计算疾病所带来的间接经济负担。这种方法是把将来的工资收入折算到现值,所以通常贴现率取值为5%。该方法虽然较为简单、可操作性强,但是现值法需要基于完善的劳动力市场,并且假设劳动力市场没有失业。

3.摩擦成本法

劳动者在患病之后由于出现了身体疾患、功能缺失、肢体残疾或过早死亡等情况,在现实当中往往会有其他人接替患者的工作从而维持社会正常的生产活动。摩擦成本法即是计算评估当其他人接替患者的工作或者完全取代患者工作所需要投入的成本,所花费的时间即为替代期(摩擦期),这里投入的成本包括由于中断原先正常工作所产生的各类经济损失以及接替者所可能涉及的各类上岗费用,如培训费、重新缴纳的五险一金等费用。替代期(摩擦期)一般使用平均误工期来计算,即重新上岗者在完全适应岗位并替代患者工作所需要花费的时间长度。但是由于摩擦成本法仅仅评估摩擦期所产生的成本,与人力资本法相比,摩擦成本法计算所得的结果一般远低于人力资本法的结果。

摩擦成本法与人力资本法的差异之处在于摩擦成本法不考虑劳动者的任何特殊性,认为所有劳动者所从事的工作都是可以被替代的,因而摩擦成本法所评估的也正是在替代过程当中所产生的实际生产力损失,一旦患者的工作被替代者完全取代,即认为生产恢复了正轨。而替代期(摩擦期)的长短是摩擦成本法的关键估算指标,该指标的测量受诸多因素影响,例如是否能够快速获得替代者,市场劳动力提供情况以及全社会的失业率情况,通常来说替代期(摩擦期)的长短与生产力损失呈现正相关关系。虽然摩擦成本法将各种因素综合纳入了考量,但是在实际计算的过程当中,诸多指标的获取非常困难,并且替代期(摩擦期)的长短非常容易受到社会失业率等指标的影响,较为难以计算。

表1-5　间接经济负担计算方法优劣势总结

计算方法	优势	劣势
人力资本法	相对可信度最高,使用最为广泛	可能会高估生产力损失的货币价值
现值法	较为简单、可操作性强	需要基于完善的劳动力市场,并且假设劳动力市场没有失业
摩擦成本法	考虑到替代期(摩擦期)成本	仅仅评估摩擦期所产生的成本

三、直接、间接经济负担相关研究结果

由于目前全世界范围内对于老年痴呆的分型界定尚无定论,并且在叫法上经常存在混淆的情况,但是AD是老年痴呆最常见的形式,占比为60%～80%,因此可以认为老年痴呆主要是以AD为主。以下部分选取国内外具有代表性的针对老年痴呆疾病经济负担相关分析的文献进行综述。

(一)国外相关研究结果

从全社会的角度来分析,2010年Wimo等研究发现全球痴呆相关的经济负担预计高达6 040亿美元,而其中大约70%的经济负担发生在西欧和北美。而根据2015年全球AD报告,在全球范围内估计老年痴呆的总经济负担则高达8 180亿美元,这与2010年的测算结果相比增加了2 140亿美元。

早在1994年,美国相关机构研究发现,老年痴呆每年消耗全国的资源超过1 130亿美元,其中直接花费仅为180亿美元左右,而间接费用如照顾者因照顾患者误工时间、患者早死造成的损失则超过940亿美元。2010年美国的一项报告显示,美国每名老年痴呆患者的照顾成本约为45 657美元/年。2011年,美国的一项研究结果表明,家庭护理人员为AD患者提供了约80%的家庭护理服务,家庭照护者的护理负担水平与患者的认知障碍和功能恢复有关,照顾者每周平均照顾时长为21.9 h。2013年Hurd等通过研究发现美国用于老年痴呆的经济费用为1 570亿~2 150亿美元,而医疗保险仅仅支付其中的110亿美元,剩下的则主要由患者家庭所承担。Hurd等同时对平均每位患者的费用做了相关研究,发现美国每个老年痴呆患者的平均年花费为41 000~56 000美元,花费的不同主要取决于每个家庭给患者所提供的各种非正式照料方法,老年痴呆患者的经济负担主要由长期照料费用(居家/专门护理机构)构成而不是直接医疗服务费用,长期照料费用占总费用的75%～84%。

加拿大的一项研究结果显示,在2011—2031年,加拿大的老年痴呆负担预计大约翻了一番,到2031年老年痴呆患者预计每年将占用20亿非正式护理时间,每人(加拿大工作年龄为25~65岁)的非正式护理小时数预计为每周37.5 h。

英国在2000年的一项报告显示,每年英国全国AD所涉及的直接经济负担为70.6亿～149.3亿英镑,而间接和无形费用则远远超出直接费用数倍,难以估量。

韩国在2002年对国内27.2万名老年痴呆患者的经济负担进行预测发现

每年的总经济负担超过24亿美元,其中间接经济负担占比高达54.17%。

1993年,瑞典全国卫生与福利委员会估计全国用于老年痴呆患者的花费约为34亿美元,而中度和重度老年痴呆患者的费用占比高达93%。2005年瑞典Nordberg等的一项研究表明,即使在瑞典政府的高福利体系政策中,老年痴呆患者接受的非正式护理的时间也远远多于正式护理,非正式照顾者平均给患者提供的照顾时间为每周7.7 h(患者临床痴呆评分CDR为0.5分)至每周46.9 h(患者CDR评分为2.0分)。2014年瑞典全国卫生与福利委员会估计瑞典全国老年痴呆患者的成本已高达约629亿瑞典克朗(约73.4亿美元),每位痴呆患者的花费约合40万瑞典克朗(约4.67万美元),其中所涉及的社会成本高达100亿瑞典克朗(约11.7亿美元)。

2003年,土耳其Denizli市的相关研究报告显示,Denizli市老年痴呆患者每年所造成的直接花费在3 348美元左右,其中大部分的花费支付给了相关护理人员。

2008年Wimo等研究显示,欧盟国家每名老年痴呆患者的照顾成本约为22 194欧元/年(约28 111美元/年)。

意大利在2015年的一项研究结果显示,初级非正式护理人员的照顾小时数估计高达每周50 h,这其中包括照料者提供的直接照护服务和对患者的监督活动,这会造成极大的间接经济负担。

(二)国内相关研究结果

贾建平在全国范围内进行抽样计算,得出每位AD患者的年社会经济成本为19 144.36美元,2015年全中国的AD总成本为1 677.4亿美元。预计2030年中国的年度AD总成本将达到5 074.9亿美元,2050年将达到1.89万亿美元。

李昂以基于第六次人口普查预测的未来老年痴呆患者数为基础,通过文献分析,对我国2010—2050年老年痴呆所造成的直接经济负担进行了预测分析,结果显示2010年、2020年、2030年、2040年、2050年老年痴呆的直接经济负担分别每年为2 049.72亿元人民币、3 173.53亿元人民币、4 583.60亿元人民币、6 209.24亿元人民币、7 453.21亿元人民币。

中国台湾在2013年的一项研究对89例居家老人和51例在养老机构居住的痴呆老人的调查显示,每名痴呆老人的照顾成本约为465 904新台币/年(约15 319美元/年)。

王晓成采用整群抽样、分步模型的方法调查了168例AD患者,患者主要来自山西省太原市两个医院神经内科、老年病科以及3个社区当中已经获得明确诊断的AD患者,主要通过面对面访谈,由患者及患者家属进行口述,调查人员进行笔录的方式开展调查。研究结果显示,山西省太原市2012年AD患者的年直接医疗费用均值为7 708元人民币,年直接非医疗费用为1 525元人民币,年间接费用为6 516元人民币,年医疗总费用为15 749元人民币。

樊清华抽样收集太原市中心医院2009—2010年精神卫生科住院AD患者共29例,通过面对面访谈获得问卷调查内容。计算得出AD住院患者每年下四分位直接费用为15 980元人民币,中位直接费用为43 560元人民币,上四分位直接费用为61 835元人民币。

雷婷选取苏州市以提供医疗服务为主的某护理院中的104名老年期痴呆患者,主要采用了现场调查的方法,通过对患者及患者家属、医务人员进行面对面访谈,使用自行设计的调查问卷开展调查。被调查患者最近半年的疾病经济负担均数为45 461.04元人民币,中位数为46 968.35元人民币。被调查患者最近半年的直接经济负担均数为34 960.36元人民币,中位数为38 557.00元人民币,直接经济负担占总疾病经济负担的76.90%。被调查患者最近半年的间接经济负担均数为10 500.68元人民币,中位数为7 544.76元人民币,间接经济负担占疾病经济负担的23.10%。

韩颖选取青岛市市内4区的26家养老院的244名老年痴呆患者,对其家属、护理员及相关的管理者进行问卷调查及访谈。男性老年痴呆患者的直接经济负担高于女性,男性患者直接经济负担中位数为2 800元/月,女性患者直接经济负担中位数为2 300元/月。

胡文生选取广州市14个居委会,2个村委会当中的266例社区、老人院和精神病医院的老年期痴呆患者,采用自编经济负担调查表进行直接经济负担的调查。其中,社区组者费用的均数为552.1元/月,老人院组患者费用的均数为1 366.3元/月,住院组患者费用的均数为9 751.5元/月。

安翠霞对在院就诊的46例老年痴呆患者及患者家属用自行设计的经济负担问卷进行了调查,调查结果显示被调查患者的家庭月均收入为3 210.87元人民币,老年痴呆所造成的月均总花费为1 296.33元人民币,其中月平均医疗花费703.09元人民币,月平均非医疗费用600.20元人民币,患者每天平均被照料时间为14.46 h，患者平均需要1.57位照顾者。

李小卫采用方便抽样方法，对居家、养老院、医院共131例老年痴呆老人的照顾成本进行调查，对患者的直接经济负担和间接经济负担展开调查，主要询问调查患者近3个月的情况。结果如下：每名老年痴呆患者月照顾成本平均为7 303元人民币（87 636元/年），其中直接医疗成本为4 518元/月，直接非医疗成本为2 578元/月，间接成本为206元/月。

但秀娟通过对我国老年期痴呆的相关费用情况进行调查研究，结果显示家庭护理费为1 500~2 000元/月，年费用为1.8万~2.4万/年；住院患者需支出9 752元/天，家庭支出约3万元/年。养老院内则为1 366元/月，社区约522元/月，结论是老年期痴呆患者给家庭所造成的经济负担和给社会所造成的卫生经济负担均非常严重。

刘群对在精神卫生中心门诊就诊的63例老年期老年痴呆患者进行调查，使用自行设计的调查表调查痴呆相关的每月总经济损失包括每月照顾所需费用、照顾者经济损失等。患者平均总经济损失1 158.7元/月，医护费用712.1元/月，照顾者经济损失446.7元/月。

四、无形经济负担

（一）无形经济负担内涵

无形经济负担又被称为无形损失，其主要是指患者由于所患疾病而给包括患者本人和患者家庭在内所造成的痛苦、哀伤导致的生活质量降低或因该疾病而引发其他疾病所可能产生的开销。对如何对痛苦、哀伤这类精神表现所导致生活质量降低进行界定以及如何确定因该疾病而引发的其他疾病可能产生的开销，目前尚缺乏明确的论述，并且如何对这两者进行合理的货币化缺乏系统的公式，因此到目前为止有关无形经济负担的明确测量计算非常少见。有学者认为无形经济负担的维度较多，可以分为家庭经济负担维度、家庭日常生活维度、家庭娱乐活动维度等。无形经济负担的合理评价手段仍需进一步的探索研究，虽然老年痴呆会给照顾者带来非常大的无形经济负担，但是现有关于老年痴呆疾病经济负担的研究几乎都未将无形经济负担纳入讨论。

（二）无形经济负担计算方法

从研究方法上来看，目前可以用来评价无形经济负担的定量方法主要有以下3种：支付意愿法、人群健康综合测量指标法和量表法。定性评价方法则多为访谈法。

1. 支付意愿法

最早是在环境保护领域被广泛使用，而现在支付意愿法已经成为部分发达国家用于评估生命价值的常用手段之一，指人们为了避免特定疾病所愿意支付的货币价值。支付意愿法用于进行疾病无形经济负担的评估相对较为简捷，它的核心理论是通过观察或询问被调查者对于健康损害的减少或增加而自愿付出的货币金额，以此金额反映出无形经济负担的价值。这种方法的缺点是受主观性影响较强，因不同人群的人口社会学特征不同而支付意愿差异较大，优点是支付意愿法的调查简单易行。通过查阅相关资料文献，发现该方法在间接经济负担和无形经济负担的研究都有所提及，故在间接和无形经济负担中均有所介绍。支付意愿法主要采用以下两种方法来进行调查个体为了避免某种疾病或者为了降低危险程度从而愿意支付的金额。

(1)显示偏好法。该方法通过观察个体对危险因素或某种疾病采取了何种相应的实际做法，研究者以此来推测被调查个体为了避免某种疾病或者为了降低危险程度从而愿意支付的相应金额。但在卫生相关领域使用该方法时，很多卫生服务项目无法被直接购买因而难以估算直接金额，所以该方法在卫生服务项目较为难以实施。

(2)揭示偏好法。通常也被称之为条件价值评估法(CVM)，该方法是以获得某种商品或者某种服务作为最终目的，通过直接询问的方式调查个体对某种商品或者某种服务所愿意支付的金额或个体为抛弃某种商品或者某种服务所愿意支付的金额，从而估算得出被调查个体对于这种商品或服务的偏好程度，也就是个体愿意为这种商品或物品可以支付的货币成本。揭示偏好法的重点是在于如何让被调查个体更好地回答出内心真实的偏好程度，所以调查者在调查过程当中循序渐进地进行引导非常关键，通常分为连续型引导和离散型引导，一般来说离散型引导的效果可能优于连续型引导。

2. 人群健康综合测量指标法

是运用健康期望及差距的相关指标体系，将无形负担进行等级化，质量调整寿命年(QALYs)是人群健康综合测量指标法较为常用的指标，QALYs主要用来测量因为某种疾病或受到的伤害而导致的伤痛、情绪影响和生命质量减损。部分国家在实际使用过程当中,经常将QALYs进行货币化用以衡量无形经济负担,但是相比于其他指标,QALYs难以精确测量,实际计算过程非常繁复,因而不太适用于常规核算工作。

3.量表法

是根据疾病对人群健康的影响状况,通过相关量表对患者进行测算,从而得出无形经济负担相关大小,如疾病影响量表(SIP)、36条目简明健康量表(SF-36)等,在AD无形经济负担相关研究当中,由于长期照顾患者而使得照顾者心理负担非常严重,相关测算量表有家庭会谈量表(FIS)、照顾者负担量表(CBI)、照顾者负担量表(ZBI)等。

很多调查结论显示,长期照料慢性病的患者或者日常行为能力受到影响的患者,会对照顾者的身心健康造成极大的影响,而这种影响往往通过照料负担展现出来。在长期照顾慢性病或者日常行为能力受到影响的患者当中,老年痴呆患者对于家庭照顾者造成的影响巨大,超过94%的老年痴呆患者居住在家庭及社区环境当中,由家庭照顾者照顾,缺乏必要的社会支持与干预,这直接影响照顾者的身心健康与照顾质量,进而可能会导致患者无法得到有效照料康复。高收入国家和地区对老年痴呆患者家庭照顾者照顾负担的研究较多,但是我国对于家庭照顾者相关负担的研究仍然较为少见。

由于老年痴呆患者记忆力逐渐丧失以及身体日常行为活动能力的降低,对照顾者的要求较高,可能会对照顾者的身体、心理、情绪、社交和经济等方面造成负面影响。相关研究表明大约1/3的家庭照顾者出现了抑郁、烦躁等症状,61%的照顾者认为自己的情绪压力非常高。他们可能将自己的健康评价为差,并认为担任照顾者会恶化他们的健康。与非照顾者相比,照顾者也可能经历更高水平的抑郁情绪和体内分泌激素压力,照顾者的免疫功能降低,伤口愈合缓慢以及出现更多的慢性病,如高血压和冠心病等。由于照顾者身体和情感上所发生的损伤,照顾者的医疗保健费用估计比非照顾者高出约8%。对老年痴呆的照顾活动同样会对全社会就业状况和工作效率产生负面影响,在全职或兼职照顾者中,44%的照顾者中有65%出现缺勤、迟到或早退,20%出现请假。照顾负担和由此导致的照料者就业变化往往导致照顾者疏远广泛的社会网络,这可能会进一步加重照顾者的抑郁和心理压力。

(三)无形经济负担相关研究结果

目前通过查阅相关文献能找到的考虑了 AD 无形精神痛苦的研究为贾建平报道的文献,将照顾者无形的精神痛苦成本纳入间接经济负担研究,所用指标为照顾者在过去 12 个月内因为照顾 AD 患者而引起或恶化的任何症状,但是其计算结果显示,通过这种方式计算得出的无形精神痛苦成本为781.62 美元/年,而总成本为 19 144.36 美元/年,即无形精神痛苦成本仅占总成本的4.08%。

需要注意的是,在上述研究当中该无形精神痛苦成本的计算指标为"照顾人员在过去 12 个月内因为照顾 AD 患者而引起或恶化的任何症状",并且在成本分类时归属于间接经济负担,难以全面体现出照顾者的无形经济负担,因而对无形经济负担的讨论仍需进一步深入研究。

其他无形经济负担的相关研究主要以老年痴呆患者的直接照顾人员的心理负担研究为主。

穆福骏选取 2010 年上海市某医院老年病病房的老年痴呆患者的直接照顾人员作为研究对象,共计 100 例,采用 ZUNG 焦虑自评量表和社会支持评定量表对照顾人员的情况进行研究,结果显示有 34% 的照顾人员焦虑得分≥50分,社会支持平均得分 37.17 分,高于常模 34.56 分。同时通过 Claizzi 分析整理出困扰老年痴呆患者照顾者的五大问题:濒临崩溃、缺乏私人时间、经济负担过重、担心、恐惧和不安。

徐孙江选取 2005 年 8 月至 2006 年 10 月在上海市某医院痴呆病房住院治疗的老年痴呆患者的家属进行调查,共计 87 例。采用家庭会谈量表(FIS)、症状自评量表(SCL-90)以及自编住院顾虑问卷进行调查。结果显示在患者住院 3 个月后,家庭会谈量表(HS)显示照料者在日常生活维度、娱乐活动维度、家庭关系维度、体健康维度、心理健康维度、主观负担维度,共计 6 个维度的得分均有明显改善;而入院前后的直接经济负担没有显著差异。SCL-90 当中的五项因子得分都显著降低,分别是躯体化、强迫症状、人际关系敏感、抑郁和焦虑。

王婧选取湖南省 8 家三级甲等医院和 12 家社区卫生服务中心符合入组条件的 152 例社区老年痴呆患者家庭照顾者进行相关研究。该研究使用照顾者负担量表(CB),神经精神科问卷知情者版(NPI-Q)对老年痴呆患者家庭照顾者开展调查研究,CBI 问卷共包含 24 个条目用于测量承担照顾任务对于各方面身心健康的影响,NPI-Q用于测评老年痴呆患者常见的12个精神行为症状的严重程度以及对照顾者所造成的负担。主观照顾负担得分38.89分±12.94分;多元逐步回归分析结果显示,影响照顾者主观负担的因素包括患者老年痴呆精神行为症状严重程度、照顾者是否与患者同住、家中分担照顾任务的人数、寻求情感支持行为以及照顾者健康状况。

郭晓娟对2012年10月至2013年5月在某医院神经内科就诊的69例老年痴呆患者家属进行问卷调查,发现照顾者对治疗无信心占比56.5%,无法交流占比52.1%,紧张担心占比29.00%,无望无助占比20.3%,希望摆脱占比60.9%。该调查同时统计了老年痴呆患者家属在长期照料过程当中认为最痛苦的难题:56.5%的老年痴呆患者家属认为治疗难以见到成效;52.2%的老年痴呆患者家属认为辛苦的照料付出难以得到患者的理解和感激;28.9%的老年痴呆患者家属认为是意料之外的突发事件,其中17.4%的老年痴呆患者家属选择了患者走失,11.5%的老年痴呆患者家属选择了跌倒骨折。

蒋芬抽取2011年4月至2012年3月期间在某医院神经内科痴呆专科门诊就诊的以及在长沙市市级及以上医院短期住院的153例老年期痴呆患者的主要照顾者,采用照顾者负担量表(CBI)以及照顾者积极感受量表(PAC)进行分析。研究结果显示照顾者照顾负担总分为38.25分±14.29分,属中等程度。照顾者积极感受总分为6~45分,研究中总分为32.18分±8.12分,属中等偏高水平。

何国琪对2001年绍兴市第二次精神疾病流行病学及相关性调查确诊的老年痴呆患者的照顾者进行调查,共计调查老年痴呆患者216例,采用照顾者生活变化问卷(BCS)及SCL-90。BCS及照顾者生活变化问卷测评显示的老年痴呆患者的照顾负担如下,第一位为经济负担,第二位为心理健康,第三位为家庭生活,第四位为家庭关系,第五位为身体健康,第六位为家庭活动。SCL-90的调查结果显示,老年痴呆患者的照顾者的心理健康水平均有所降低,并且照料负担和得分之间的关系具有统计学意义,老年痴呆患者所造成的家庭照料负担越重则对家庭照顾者的身心健康产生越大的影响。

黄伟在2012—2013年,利用自制基础资料调查表、Zarit照顾者量表对辽宁省沈阳市4家三级甲等医院住院的233例老年痴呆患者的家庭照顾者进行调查,结果显示照顾者ZBI平均得分为57.56分±13.45分。

娄青在2012—2014年,对某医院痴呆门诊就诊的200例AD患者及他们的主要照顾者使用Zarit照顾者量表进行调查,结果显示照顾者ZBI平均得分为11.52分±13.02分。

五、走失负担

由于老年痴呆的特殊性,老年痴呆患者因病走失的概率非常大,家属及相关人员找寻患者会造成一定的间接经济负担,而由于患者走失所造成的意外伤害更会给患者亲属造成巨大的无形经济负担。但是目前关于老年痴呆患者的走失所造成的间接经济负担和无形经济负担研究非常少见。

相关报告显示,60岁及以上老人的老年痴呆发病率和患病率逐年攀升,并且其中AD还有持续年轻化的趋势,而因此所导致的老年痴呆患者走失也将成为一个越发严重的社会化问题。根据我国的一项研究显示,我国每年约有30万老人发生不同程度的走失问题,折算下来每天有将近822名老人给家庭和社会造成走失负担。我国民政部相关研究人员表示"失智、失能老人比儿童更容易走失,老年人走失不太涉及被人贩子恶意拐卖,几乎所有的走失老年人都有很大程度的失智和失能表现"。老年痴呆患者一旦发生走失,很难向周围群众表明自己的身份、联系人以及家庭住址等关键信息,就算被好心人送到派出所或者救助站,也需要花费大量的人力、物力来帮助他们找寻亲人,并且老年痴呆患者如果得不到家人的有效看管,发生二次甚至多次走失的情况也非常普遍,给社会救助工作带来非常大的工作量。由于老年痴呆目前在全球范围内难以得到有效的治疗和控制,大部分患者的病情都只会日益加重。虽然目前我国社会民营的各类养老机构得到一定建设和发展,但是高端机构费用远远超出一般家庭的承受范围,而低端机构提供的服务又得不到老人和家属的青睐,并且我国养儿防老以及居家养老的传统思想仍然根深蒂固,居家养老在我国仍然是老年人的首选。但是居家老人往往无法得到子女或亲属全天候的陪伴,劳动力的快速流动,生育率的逐渐降低,这些都导致老年人尤其是老年痴呆患者发生走失的概率逐年递增。

2016年中民社会救助研究院统计了包括北京、江苏、山东等共计8个省市的17个救助站的走失老人情况,共计获得有效数据1661条,同时统计了21个地方派出所受理的走失老人报警数据,通过建立数学模型计算得出我国每年走失老人约为50万例,平均每天因为各种原因而走失的老年人约为1370例。65岁及以上的老年人最容易发生走失情况,占总走失老人的4/5。而对走失老人的走失原因进行统计分析,发现健忘迷路、精神疾病、老年痴呆是最重要的3个原因。我国数据显示,确诊为失智的老人占25%。而研究显示,走失老人家庭大多没有带老人去医院检查过失智问题,也就是老年痴呆的临床检查,实际上失智老人的人数和比例要远远大于目前已经确诊的人数和比例。据沈阳市救助管理站的一项统计数据表明,该站共记录在案的有685名走失老人,当中因各种疾病原因发生走失的共计534人,而其中68.16%的老年人患有各种类型的老年痴呆。

老年痴呆患者的走失,给社会造成了巨大的经济负担,每一次走失都需要亲属发动身边众多朋友一起寻找,甚至报警动用警察及社会力量来寻人。找到每一位走失的老年痴呆患者固然非常重要,但是不可否认的是每一次的走失,确实给社会带来了沉重的经济负担。

老年痴呆患者的走失,不仅仅会对家庭和社会造成经济负担,更有可能给患者亲属造成难以弥补的心理负担。更为可怕的是,因为老年痴呆患者往往难以向周围群众清晰表达自己可能需要的帮助,并且时间、空间都受到严重损害,一部分老年痴呆患者在被找到前往往经历了很多危及生命的事件,如长时间脱水和受伤摔倒、交通意外等各种突发事件。2012年根据美国弗吉尼亚州的两位学者对该地区87例发生走失的老年痴呆患者进行了详细的追踪调查,其中有1/3的老年痴呆患者在走失之后发生了各种意外事件,大多数患者都经历了摔跤;并且有高达27%的老年痴呆患者因为走失而丧失了生命,导致死亡的主要原因有在寒冷室外长时间冻伤、长时间未能进水而全身脱水、意外落水而溺亡。

通过查阅目前发表的相关文献,尚未找到有关于老年痴呆患者走失负担的研究分析,目前相关信息主要以网络报道、新闻传播为主,缺乏基于调查探究的客观研究。由于老年痴呆的特殊性,患者的走失风险高、找回难度大,从而导致老年痴呆患者所造成的走失寻回负担较重。

六、老年痴呆经济负担影响因素研究

各国学者从人口学特征、临床因素、支付方式、痴呆级别等方面探讨了老年痴呆患者经济负担的影响因素,结果普遍显示病情程度、性别、年龄、职业等因素会影响老年痴呆患者的经济负担。

(一)病情程度

老年痴呆的疾病经济负担受诸多因素影响,病情程度是其中之一,Andersen等将AD患者按照病情发展情况分为4组,分别是极轻、轻度、中度、重度,在3年内对这些AD患者的疾病经济负担进行了两次测评调查,结果均显示AD患者所造成的经济负担随着病情加重而递增。丁燕等通过建立回归模型得出的结果是AD患者病情严重程度对疾病经济负担的影响最大。随着AD患者的病情程度逐渐增加,患者的认知能力、行为能力以及日常生活能力都会直线下降,这会极大地加重患者的各种开销花费,导致疾病经济负担增加。

(二)性别

国内外研究均有报道显示,女性患老年痴呆的风险要高于男性,虽然这个结果还需要进一步证实,也有研究显示患老年痴呆的风险与性别无显著相关,但是据推测女性较高的老年痴呆患病率可能与人体性激素的分泌有一定关联。王晓成等的研究显示女性在直接医疗费用、间接费用以及总费用方面显著高于男性。而雷婷的研究表明,接受机构护理的男性老年痴呆患者的直接治疗费用高于女性,直接经济负担、间接经济负担则不存在统计学差异。

(三)年龄

目前研究结果普遍显示老年痴呆患者的各类费用与患者年龄呈正相关,尤其是患者的间接经济负担差异明显,随着年龄的增加,身体机能减退,需要亲属长期照料或者雇人看护。

(四)职业

老年痴呆患者不同职业间的疾病经济负担没有显著差异,但是有研究显示体力劳动者在直接医疗费用和总费用方面显著高于脑力劳动者。

(五)婚姻状况

老年痴呆患者的疾病经济负担与患者的婚姻状况显著相关,有配偶的老年痴呆患者疾病经济负担显著低于没有配偶的老年痴呆患者,配偶通常是老年痴呆患者的主要照顾者,因而会有大量的时间用于照料老年痴呆患者,从而大大降低了间接经济负担。

(六)合并疾病种类

研究结果显示,合并疾病种类与老年痴呆直接医疗费用呈显著正相关,合并疾病种类越多,老年痴呆直接医疗费用也相应越重,但合并疾病种类与直接非医疗费用、间接经济负担的差异并没有统计学意义。合并其他慢性疾病的患者经济负担明显高于不合并其他疾病的患者。慢性疾病威胁着患者的健康,也导致了经济负担的增加。

(七)日常行为能力

研究显示,日常行为能力与老年痴呆患者的直接经济负担呈显著相关性,而间接经济负担差异尚不明确。Kuo和Gustavsson等研究均发现老人日常生活活动量表(ADL)评分越低,照顾成本越高。随着病情的逐渐发展,老年痴呆患者的日常行为能力越来越弱,在日常活动中的各种行为都逐渐需要照顾者进行协助,例如进食、穿衣服、沐浴、大小便等。

(八)精神行为症状

老年痴呆患者是否存在精神行为症状与疾病经济负担呈显著正相关,存在精神行为症状的患者所造成的疾病经济负担显著上升,Rymer的调查结果显示老年痴呆患者的精神行为症状是对疾病经济负担最为重要的影响因素,Tanji H的调查结果显示老年痴呆患者的精神行为问题和照顾者的负担具有很强的关联性,其关联性甚至强于患者认知功能的强弱,随着精神行为症状的逐渐严重,老年痴呆患者所造成的直接医疗费用显著增加,但直接非医疗费用、间接经济负担的差异尚不明显。

(九)住院时间

由于老年痴呆的特殊性,患者住院通常指入住护理机构,而不是医院。选择接受护理机构护理的老年痴呆患者通常已经丧失了大部分日常行为能力而被迫选择入住护理机构进行相关护理,相关研究表明住院时间长短与老年痴呆患者的直接和间接经济负担均具有显著相关性,尤其是住院时间超过6年的老年痴呆患者,由于发生各类肺部感染、长期卧床导致的压疮、尿道感染等各种并发症的概率直线上升,其直接经济负担远高于住院时间小于6年的老年痴呆患者。有意思的是,住院时间小于3年的老年痴呆患者的间接经济负担最高,可能是由于患者刚刚入住护理机构,患者家属来访探视的频率较高所导致。

（十）其他因素

患者月退休金金额：雷婷的研究显示老年痴呆患者的月退休金金额对老年痴呆经济负担有显著影响，并且月退休金金额对不同患者的经济负担构成也有明显差异，其中住院治疗费、给家属造成的劳动力损失、照顾者耽误工作时间这几项统计指标的差别较为显著。

患者抑郁情况：有研究发现老年痴呆患者的直接医疗费用会随着患者自身抑郁情况的加重而增加，而老年痴呆患者的直接非医疗费用、间接经济负担以及总疾病经济负担则没有显著差异。

患者残疾程度：有研究发现随着老年痴呆患者身体残疾程度的逐渐加重，其所造成的各类疾病经济负担均逐渐上升。从直接经济负担来看，随着患者身体残疾程度的加重，直接医疗费用随之上升；而随着患者身体残疾程度的加重，患者自身劳动力损失逐渐增多的同时，照顾者也会花费更多的时间和精力来照料患者，从而导致间接经济负担随之增多。

我国对于老年痴呆疾病经济负担的相关研究较为少见，仅有的研究也大多是围绕直接经济负担进行研究分析，但是目前间接经济负担越来越受到重视，被视为衡量一个疾病对于全人类影响力大小的重要参考指标，完善老年痴呆的间接经济负担研究刻不容缓；而老年痴呆无形经济负担的相关调查则非常少见，虽然无形经济负担受限于缺少可靠的调查方法，但是我们不可以忽略无形经济负担在疾病经济负担当中的重要地位，尤其是以老年痴呆这种需要花费照顾者极大精力、物力、财力开展长期照料工作，而患者由于病情发展往往会有诸多精神行为症状以及情绪症状而伤害照顾者的感情，从而对照顾者产生巨大的心理伤痛，导致无形经济负担显著上升。

七、阿尔茨海默病、血管性痴呆及其他类型老年痴呆照顾者负担比较

老年痴呆是当前最常见且亟须解决的公共卫生健康危机之一，其经济成本高、照顾时间久，照顾负担随疾病阶段进展日益加重。同时，患者的精神行为症状，尤其是破坏性行为可明显加重照顾者的负担。一项荟萃分析发现，痴呆患者照顾者比其他慢性疾病患者照顾者遭受包括抑郁在内的更严重的身心问题。为此，国内外学者对照顾者生活质量的关注越来越多。但到目前

为止,不同老年痴呆诊断类型是否会引起照顾者负担的不同尚不明确。以下收录的研究旨在更好地了解 AD、VD 及其他类型痴呆(OD),主要包括路易体痴呆和额颞叶痴呆的临床特点,评价不同类型痴呆照顾者负担的差异,以期发现可干预因素,为提高痴呆照料者的心理健康和生活质量提供科学依据。

(一)研究对象

选择 2016 年 1 月至 2017 年 4 月就诊于上海某医院的 90 例痴呆患者,年龄 60~87 岁,平均 71.80 岁 ± 7.46 岁,以及其主要照顾者,年龄 28~72 岁,平均 67.03 岁 ± 9.42 岁,对他们进行问卷调查。纳入标准:①AD 诊断符合 NINCDS-ADRDA 规定,VD 符合 NINDS-AIREN 制定的诊断标准;路易体痴呆和额颞叶痴呆分别符合其相应诊断标准;②照顾者为 20 岁以上对患者负有主要照顾责任并能够完成问卷调查的家庭护理人员。排除标准:患有严重的肝肾功能损伤、急性心肌梗死、恶性肿瘤及其他危及生命的疾病者。

(二)方法

1.问卷调查

问卷调查表主要包括患者的性别、年龄、记忆力、性格、语言、行为、幻觉、既往史及用药情况;照顾者的性别、年龄、与患者关系、照顾时间等信息。

2.临床量表评分

包括患者需完成的量表及照顾者需完成的量表。其中患者需完成的量表如下:①简易精神状态量表(MMSE),主要反映被试者智力状态及认知功能缺损程度,共 30 项题目,每项回答正确得 1 分,回答错误或不知道评 0 分,总分范围为 0~30 分。测验成绩与文化水平密切相关,正常界值划分标准为:文盲 >17 分,小学 >20 分,初中及以上 >24 分;②采用匹兹堡睡眠质量指数(PSQI)评价睡眠质量,共 18 个条目,总分范围为 0~21 分,得分越高,表示睡眠质量越差;③采用神经精神量表(NPI)评估精神病理变化,包含 12 项神经精神障碍,评分范围为 0~144 分,0 分代表最好;④日常生活活动量表(ADL)评估患者日常生活能力,包括 6 项躯体生活自理表和 8 项工具性日常生活能力量表,单项 1 分为正常,2~4 分为功能下降,总分 <16 分为完全正常,≥16 分为有不同程度的功能下降,凡有 2 项或以上 >3 分,或总分 ≥22 分,为功能明显障碍。照顾者需完成的量表:①照顾者负担问卷(CBI),用于测量照顾者的负担。包含 22 个条目,包括角色负担和个人负担两个维度。每个条目的负担轻重采用 0~4 分 5 级评分,总分 0~88

分,分数越高,照顾者负担越重;②照顾者积极感受量表(PAC),包含9个条目,从非常不同意到非常同意划分为5个等级,分别对应1～5分,得分越高提示积极程度越高;③社会支持评定量表,评估个体在社会中受尊重、被支持、理解的情感体验和满意程度,共10个条目,总分40分,分数越高社会支持度越高,<20分为社会支持较少,20～30分为一般社会支持度,30～40分为满意的社会支持度。

3. 临床症状

由经过培训的神经内科专科医生进行诊断。①记忆障碍:指个人处于一种不能记住或回忆信息/技能的状态,主要分为两方面,记忆量(记忆力增强、记忆力减退、遗忘)和记忆质(错构症、虚构症、潜隐记忆);②言语障碍:指对口语、文字或手势的应用或理解的各种异常;③行为异常:指行为偏离社会规范,表现为言语或动作的异常增多或减少、刻板症、违拗症、冲动行为、自伤和自杀等;④执行障碍:指患者不能完成制定、修正、实施计划,从而失去有目的地活动的能力;⑤空间障碍:不能识别物体空间位置和物体间的空间关系。

4. 统计学方法

应用SPSS 21.0统计软件进行数据处理。用K.S检验验证计量资料是否呈正态分布,计量资料以均数±标准差($x \pm s$)表示,组间比较采用独立样本t检验或方差分析;计数资料用百分率(%)表示,组间比较采用卡方检验;采用多重线性逐步回归分析,分析各个变量与照顾者负担之间的关系。$P<0.05$为差异有统计学意义。

(三)结果

1. 患者的一般资料和临床表现

3组患者的性别、年龄差异无统计学意义($P>0.05$),VD患者MMSE评分及口服药物种类,执行障碍发生率最高($P<0.05$);OD组NPI评分以及空间障碍、幻视幻听发生率最高($P<0.05$),3组间的性格改变、语言及睡眠障碍发生率,PSQI及ADL评分差异均无统计学意义(见表1-6)。

表1-6 痴呆患者的一般资料和临床表现($n=30$)

项目	AD组	VD组	OD组
年龄/岁	71.60±8.03	69.80±6.53	74.00±7.37

项目		AD组	VD组	OD组
性别(男/女)		13/17	17/13	14/16
症状统计/人,占比/%	记忆障碍	30,100	30,100	30,100
	性格改变	21,70	19,63	22,76
	言语障碍	12,40	11,36	17,57
	行为异常	7,23	9,30	10,33
	执行障碍	10,33	20,67	15,50*
	幻视幻听	2,6	4,13	15,50**
	空间障碍	5,17	7,23	16,53*
用药种类/种		1.70±1.29	2.43±1.19	1.53±1.14*
MMSE/分		18.00±5.20	22.77±4.39	17.70±4.98*
PSQI/分		7.60±5.20	8.13±4.84	7.90±3.41
NPI/分		16.33±8.68	19.50±11.75	27.03±12.78**
ADL/分		32.13±13.38	28.77±11.12	31.37±7.34

注:3组比较,*$P<0.05$,**$P<0.01$

2.照顾者的一般资料及特征

3组照顾者年龄差异无统计学意义,性别差异有统计学意义;90%的AD和VD照顾者照顾时间超过1年。AD照顾者所得到的社会支持相对更多($P<0.05$),OD照顾者的负担明显高于AD和VD组,且积极感受最低($P<0.05$)(见表1-7)。

表1-7 照顾者的一般资料及特征($n=30$)

项目	AD组	VD组	OD组
年龄/岁	65.90±11.73	66.97±9.31	67.33±10.59
性别(男/女)	13/17	15/15	6/24*
照顾时间>1年的人数/人,占比/%	27,90	28,90	21,70*
照顾者为配偶的人数/人,占比/%	14,47	13,43	13,43
照顾者为子女的人数/人,占比/%	14,47	15,50	13,43

续表

项目	AD组	VD组	OD组
照顾者为亲戚的人数/人,占比/%	1,3	1,3	1,3
照顾者为其他的人数/人,占比/%	1,3	1,3	2,7
CBI/分	52.40±10.62	54.43±11.10	59.47±9.99*
PAC/分	28.90±2.64	29.53±4.44	23.70±5.26**
社会支持/分	26.17±5.04	26.37±3.89	22.63±4.11**
注:3组比较,*$P<0.05$,**$P<0.01$			

3.照顾者负担影响因素分析

将表1-7中有统计学意义的因素作为自变量,照顾者负担总分作为因变量行多重线性逐步回归分析,结果显示痴呆类型、照顾时间及积极感受是照顾者负担的影响因素。见表1-8。

表1-8 照顾者负担影响因素分析

变量	β	标准差	标准系数	t	P
常量.变量	46.29	10.48	–	4.42	<0.01
痴呆类型	2.54	1.25	0.19	2.04	0.05
照顾者性别	-2.19	1.84	-0.09	-1.19	0.24
照顾时间	7.48	1.20	0.51	6.25	<0.01
PAC	-0.56	0.19	-0.26	-2.86	<0.01
社会支持	-0.37	0.20	-0.16	-1.84	0.07

(四)讨论

本研究结果显示,90例居家照顾者负担平均得分为(55.3±1.1)分,提示研究人群的照顾负担处于中度水平。全球70%以上的老年痴呆患者以居家照顾为主,约75%由家属照顾。而在中国,家庭照顾比例占90%以上,与本研究结果一致,配偶和子女为主要照顾者,女性占较大的比例。研究显示,55%的痴呆患者照顾者认为时间受限和患者的过度依赖给他们带来难以忍受的压力。根据本研究调查结果,对照顾者负担的影响因素分析讨论如下。①痴呆类型:本研究提示OD照顾者的负担较大,OD主要纳入对象为路易体痴呆、额颞叶痴呆,可能与患者的空间障碍、幻觉,尤其是精神行为症状较重相关。

Terum等报道,较低的精神行为症状可大大减轻照顾者的CBI值。而精神行为的正常更促进了患者与社会的融合,减少对照顾者的依赖。因此,关注痴呆患者症状表现,尤其是精神行为的异常才是为照顾者减负的根本。②照顾时间延长加重了照顾者的负担。有研究指出,AD照顾者以女性为主,且照顾时间相对于VD更长,导致其照顾者负担重于VD;而本研究结果证实了照顾者负担与照顾时间的长短呈正相关,但在AD和VD之间差别不大,此结论与Yeager等之前研究一致。③照顾者的积极感受与照顾负担呈负相关,照顾者的积极感受与照顾负担有直接的联系,且目前家庭照顾者积极感受处于中等水平,有较大的提升空间。当然这与自身的健康状况、文化水平、朋友支持等多种因素有关。而主动参与和较快的角色转化,在辛苦地照料患者过程中,能不断发现自身的价值,形成良好的循环,从而减轻疲劳。

综上所述,老年痴呆患者的照料给家庭及社会均带来沉重的负担。既往对各种不同类型的痴呆所带来的负担有不一致的说法,因此本研究涵盖了多种老年痴呆患者样本,结果发现不同痴呆类型尽管人群分布、一般临床特点不同,对照顾负担有明显影响的因素都主要体现在痴呆类型、照顾时间的长短、照顾者积极感受三方面。护理人员应根据不同的痴呆类型为患者提供不同的护理帮助,关注长时间照顾者需求,加强照顾者心理建设,从而提高患者及其照顾者生活质量。

第二章　老年痴呆的常见临床表现

老年痴呆的常见临床表现有精神行为症状(BPSD)和精神病性症状。患者BPSD可发生在病程的任何时期,是造成照顾者照顾负担重的因素之一,继而使老人和照顾者生活质量下降。通常患者在发生认知功能障碍之前就有出现,如刚开始有多疑情绪,慢慢随着时间推移,形成妄想,并且坚信不疑、固执、无法改变,根本不听人劝说、解释及说明。如果家属和照顾者不认识和了解这些症状,在照顾上会更加困难,加重照顾负担。

第一节　老年痴呆常见的精神行为症状和精神病性症状

一、精神行为症状

BPSD通常被定义为痴呆患者尤其是AD患者在疾病进展过程中伴发的一类感知觉、思维、情绪和行为等方面的障碍,主要表现为幻觉、妄想、情感淡漠、焦虑、抑郁、激越和睡眠障碍等。

二、精神行为症状的研究进展

(一)不同精神行为症状在阿尔茨海默病的各阶段发病情况

BPSD可以出现在AD的所有阶段,但患者症状表现存在很大差异。大多数BPSD症状会随着AD疾病的加重而恶化,某些症状如妄想、激越和情感淡漠往往变得更加普遍。随着疾病的进展,BPSD出现的先后顺序可能有三个阶段:首先是易怒、抑郁和睡眠障碍;其次是焦虑、激越和情感淡漠、食欲改变;最后是兴奋、运动障碍、幻觉、妄想和去抑制等。BPSD在AD患者中的发病率很高(70%~100%)。欧洲阿尔茨海默病协会(EADC)相关研究显示AD最常见的BPSD为情感淡漠(48%~64%),其次是抑郁(37%~57%)和焦虑(34%~46%)。美国国家阿尔茨海默病协调中心(NACC)对认知正常的人进行了约4.7年的随访,发现在进展为AD的人群中,最普遍的BPSD是抑郁、易怒、睡眠障碍、食欲改变和焦虑。

1.临床前阶段

有研究发现,与健康对照组相比,BPSD在主观认知功能下降(SCD)受试者中更常见,激越、睡眠障碍和抑郁是SCD受试者最常报告的BPSD。另一项研究显示,抑郁和激越是临床前阶段最常见的BPSD,分别占24%和21%,而情感淡漠和激越在老年痴呆之前发病率相对较低,分别占14%和13%。在临床前阶段,幻觉和妄想很少见(≤3%),幻觉和妄想通常发生在老年痴呆发作之后。

2.MCI和AD阶段

一项汇总了48篇关于AD患者神经精神病学问卷(NPI-Q问卷)的论文数据发现,AD最常见的BPSD是情感淡漠,其次是抑郁、攻击性、焦虑和睡眠障碍,相对少见的BPSD是激越、食欲障碍、异常运动行为、妄想、去抑制和幻觉,最不常见的是欣快感。另一项研究发现,AD患者主要表现出更具危害性的BPSD(主要有额叶症状、激越和抑郁症状),而MCI患者主要表现出身体非攻击性激越行为等BPSD,严重程度比AD患者轻。

(二)精神行为症状的相关负担

BPSD会加剧AD患者的认知功能下降和身体功能障碍,并给照顾者带来巨大的负担和压力。很多时候,老年痴呆患者需要医疗照顾和照顾者的帮助是因为他们的BPSD,而不是因为记忆力等认知功能下降。一项来自欧洲和美国的数据调查发现,所有的BPSD都与医疗资源使用变量呈正相关,与患者生活质量指标呈负相关,与照顾者负担呈正相关。在患有精神病性的激越/攻击性及相关症状的患者中,这种相关性更大,其中最显著相关的是痴呆严重程度和患者的居住地点(养老机构或社区)。如果BPSD被改善甚至消除,患者的生活质量和家庭负担将会大幅度得到改善。

(三)精神行为症状与阿尔茨海默病的关系

1.精神行为症状与阿尔茨海默病的认知功能密切相关

AD的病理变化在认知衰退开始前几年就已经出现了。据报道,BPSD是许多患者即将发生痴呆的第一个症状,痴呆临床前阶段部分轻微的BPSD可能作为认知衰退潜在的前驱症状。有研究发现,与没有发展为AD的对照组相比,发展为AD的受试者BPSD的阳性症状更早出现。相关研究发现,在55%的最终发展为认知障碍的受试者中,BPSD的出现先于MCI。在从认知正常发展到AD(中间没有经历MCI)的患者中,近三分之二的BPSD早于AD的出现。超过一半患有认知障碍(包括AD)的患者在确诊认知障碍之前出现BPSD。梅奥诊所对年龄≥50岁的认知正常的受试者进行评估,发现BPSD的存在与认知功能下降的增加有关。其中患有抑郁症、情感淡漠和夜间异常行为的受试者认知功能下降幅度更大;妄想和焦虑与语言、注意力和视觉空间技能等认知功能下降有关。

2.精神行为症状可能具有预测阿尔茨海默病进展的能力

关于BPSD对AD预测能力的研究结果不完全统一。一项针对社区居住受试者的纵向队列研究发现,BPSD与认知正常和MCI的受试者2年内的认知衰退无关。然而,墨西哥一项队列研究发现,某些BPSD是3年后发生AD的独立预测因素。随着时间的推移,BPSD的增加预示着MCI更易转化为AD,而BPSD症状的稳定有利于逆转MCI转化为AD的进程。另一项针对认知正常的受试者的纵向研究结果表明,BPSD中的精神病性症状、情感症状和激越症状可预测AD及其他痴呆亚型。

3.幻觉与阿尔茨海默病的认知功能

AD的幻觉可以是视觉、听觉和嗅觉,而触觉很少。幻觉与更严重的认知障碍有关,且持续存在,而且随着时间推移,发病率可能会增加。相关学者对AD患者进行了约2.2年的随访研究,发现如果患者在基线时有幻觉,则表现出更快的认知功能下降,死亡风险也增加(RR=1.55)。患有幻觉的患者3年内痴呆严重程度加剧,认知功能降低,照顾者负担加重。还有学者使用广义估计方程(GEE)分析了非常轻度和轻度AD患者队列,没有发现幻觉能预测疾病严重程度;然而使用线性混合模型后,他们发现随着时间的推移,幻觉与AD的严重程度显著相关。有学者对美国和欧洲多个中心诊断为可能患有AD的患者进行了纵向研究,使用Cox回归分析研究了达到特定功能和认知终点的风险,发现幻觉的存在与认知功能下降(RR=2.25)、住院(RR=1.60)及死亡(RR=1.49)风险的增加有关。

4.妄想与AD患者的认知功能

幻觉与妄想的存在通常与认知功能下降速度变快有关。相关学者在澳大利亚的PRIME研究中,使用线性混合模型发现,妄想与认知能力、功能和痴呆严重程度的恶化及照顾者负担的增加有关。妄想也预示着需要住院,但并不能预测死亡率。同样,相关学者在预测队列中发现,妄想与认知功能下降(RR=1.41)、住院率(RR=1.60)及死亡率(RR=1.49)风险增加有关。有学者发现,妄想与轻度至中度AD患者病程显著延长的趋势相关;而还有学者发现,妄想与认知功能下降的速度无关。在纵向研究中,很少将妄想与幻觉区分开来,关于妄想对认知衰退有影响的证据似乎不太确凿。进一步的研究将有助于更好地理解妄想的存在对AD患者认知功能的影响。

(四)神经病理学

1.精神行为症状与阿尔茨海默病神经病理学改变

AD神经病理学改变主要有细胞外β-淀粉样蛋白(Aβ)聚集成神经炎性斑(SP),细胞内过度磷酸化的Tau蛋白异常聚集形成神经原纤维缠结(NFTs),淀粉样血管病(CAA)和胶质细胞反应(包括星型胶质细胞增生,小胶质细胞激活),神经元死亡和突触减少。其中NFTs和ADSP是AD病理损害的两个核心特征。通常认为AD神经病理学改变引起BPSD,即AD和BPSD共享病理过程。

研究发现,与无BPSD的AD患者相比,有BPSD的AD患者中额叶皮质中NFTs和SP的密度显著增加,内嗅皮质和颞叶皮质中异常Tau蛋白水平较前者高出4~5倍。神经影像学和尸检证据支持伴有BPSD的AD患者存在过度的前额皮质突触缺陷。有研究发现,BPSD患者的神经元内Tau蛋白浓度较高,而Tau蛋白扩散的量度(体积分数)则不然。另一项研究使用了总Tau蛋白和4个与AD病理学相关的Tau蛋白表位的敏感生化测定,发现伴有BPSD的AD女性患者额叶皮质中具有显著的更高水平的Tau蛋白,而伴有BPSD的AD男性患者与α-突触核蛋白病理的存在有关,这些结果支持伴有BPSD的AD患者病理学的性别分离。PET影像学研究则发现,额叶、内侧颞叶和枕叶皮质中Tau蛋白病理学的增加与BPSD以及更快速的认知和功能衰退有关。

2.精神行为症状与非阿尔茨海默病神经病理学改变

一些学者认为BPSD和AD常见病理学改变(如上所述Aβ、Tau蛋白等)不一定相关,BPSD部分是由非AD神经病理学改变引起的,与一些非AD常见的生物标志物密切相关。

脑血管因素和脑功能代谢为当前BPSD的研究热点。一项神经影像学研究发现,与无BPSD的AD患者相比,BPSD患者的平均眶额脑代谢显著降低,

BPSD与AD工作记忆等认知功能加速下降有关。有研究发现,NPI总分增加与基线局灶性白质高信号(WMH)显著相关,基线WMH与妄想、幻觉、激动、抑郁和易怒的增加显著相关。另外,基线全脑WMH可以预测未来NPI总分的变化和未来躁动严重程度评分的变化,颞叶和额叶中的WMH对这一变化的影响最大。这一发现主张积极控制和管理血管危险因素,以减轻脑血管疾病,减少BPSD的发展。

非AD神经病理学改变与AD神经病理学改变密切相关,相互作用相互影响。例如脑血管疾病和AD神经病理学改变之间的相互作用可能会促进BPSD的发生发展。NFTs在灰质中随处可见,并且常见于皮层下区域(如参与某些BPSD调节的下丘脑核),这些区域内WMH的存在可能会进一步损害由NFTs引起的损害。由于Aβ导致血管周围引流不当,而脑小血管疾病可能会加速Aβ沉积。一项研究表明Aβ病理学与MCI中BPSD的更高新发率之间存在相关性。

3.幻觉的病理学机制

幻觉与枕叶萎缩,左背外侧前额叶、左内侧颞叶和右顶叶皮质的低灌注有关。一项研究发现,右侧缘上回的萎缩预示着幻觉会在3年内恶化。脑网络功能障碍是幻觉和认知衰退之间关系的基础,但很少有正式的研究评估这个网络功能。右前岛叶被提议作为幻觉的"核心区域",部分原因在于它具有整合外部感觉输入与内部环境中的作用。有人提出,一种以记忆障碍和幻视为特征的胆碱能缺乏综合征,可能以慢性的形式存在于神经退行性疾病中,也经常出现在AD患者身上。一项来自NACC数据库的研究发现幻觉和*APOE4*基因均与较差的认知显著相关。在仅有幻觉的精神病性症状的AD患者中,*APOE4*基因与认知障碍恶性的相关性更强。此外,幻觉与睡眠障碍有关,推测是睡眠中相关的神经递质系统失调所致,幻觉更容易发生在睡眠期间或睡眠和觉醒阶段的过渡阶段(即入睡和醒来)。

(五)妄想的病理学机制

妄想的存在与轻度AD患者右侧额下回和顶下小叶以及左侧额下回和内侧额回密度降低等有关。有学者比较了MCI患者在妄想发作前后(通常在6个月内)的MRI结果,发现14个部位的灰质形态存在显著差异,包括双侧岛叶、小脑,右侧丘脑和后扣带回,左侧楔前叶、颞上回和海马旁回等。在此期间,一些患者从MCI转变为轻度AD,平均认知能力也出现恶化。妄想的存在还与左侧顶枕区和胼胝体白质完整性异常有关。

(六)精神行为症状和认知障碍的关系对诊断的影响

当前国际上对AD的诊断往往侧重对记忆等认知功能的评估,而对非认知症状,尤其是BPSD的评估常常不足。BPSD是AD的重要组成部分,尽管这些症状最初出现的时间点各不相同,但它们会持续存在并随着疾病的恶化而变化。有学者提出,在预测和诊断AD时,应将BPSD的评估视为与认知功能一样重要,但在实际运用中存在许多限制。临床上,BPSD难以被用来区分痴呆的类型,尤其是在病程早期,如AD的额叶变异型可能被误诊为额颞叶痴呆。一项基于临床的研究发现,根据PET扫描结果,临床诊断为额颞叶痴呆的病例中有近40%被改为AD。在其他认知变化的情况下将BPSD的存在视为潜在神经网络功能障碍的相对非特异性症状可能更有用。基于影像学形式的生物标志物的诊断,以及脑脊液和血清诊断,在完善临床诊断标准方面可能变得越来越重要。

综上所述,AD患者BPSD的评估和管理仍然具有挑战性,应充分把握AD患者BPSD、认知功能和病理学机制的相互关系,将BPSD的出现(甚至在痴呆之前)纳入流行病学、病理学框架以及临床诊断和治疗标准或共识,才能更精细、更有针对性地来管理这种综合征。

(七)BPSD的影响因素

1.精神行为症状的生物学基础

BPSD作为AD的主要表现,很大程度上与神经系统退行性病变有关。最近研究表明等位基因增加了AD精神病性症状和行为症状的患病率,尤其是在重度痴呆阶段。纹状体的多巴胺受体活性与AD患者的妄想之间存在正相关,而淡漠则无此关联。胆碱能系统功能下降与攻击行为相关,5-羟色胺能系统与过度运动和精神病性症状显著相关。AD患者的大脑白质高信号与焦虑、异常运动行为和睡眠行为相关,脱抑制则与白质高信号体积减小有关,大脑体积和海马体积与精神行为症状无关,脑白质改变增加了精神行为症状的患病率。从上述研究结果可以看出,痴呆的精神行为症状有着广泛的生物学基础,从遗传学基础到脑结构的改变都可能引起痴呆精神行为症状的变化。

2.患者的个体因素

有学者发现痴呆患者病前神经质个性是妄想症状的预测因素,也与幻觉、攻击、情感症状和所有行为症状高度相关。有学者发现AD的行为紊乱和情感症状的严重程度与性别相关，但精神行为症状不受患者年龄和受教育程度影响。曹秋云等认为痴呆患者的病前性格和婚姻状况与精神行为症状密切相关，外向性格和婚姻不稳定可能是危险因素。张红杰等的研究表明文化程度低、独居、收入低、不善于向人倾诉、不爱好体育锻炼和退休前身居要职是痴呆精神行为症状的危险因素。可见痴呆患者的年龄、受教育程度与精神行为症状相关程度较低，而患者的病前性格与精神行为症状密切相关。

3.环境和社会因素

搬迁可导致痴呆患者抑郁和激越症状频率增加，有研究证实，在搬迁3个月后，患者表现出显著的行为紊乱和定向障碍。对于痴呆患者，应激性生活事件会导致抑郁和增加精神病性症状的发生率。照顾者的压力及患者和照顾者相互缺乏交流可加重痴呆患者的BPSD。

此外，照顾者应对模式也可能与BPSD的发生或症状严重程度变化有关。同样，BPSD也在很大程度上影响照顾者负担。照料痴呆患者是一项很艰苦的工作，照料压力很大，照顾者常觉得其负担很重。照顾者很有可能经历心理应激和抑郁症状，感到被隔离，患病和死亡的危险性增加。与其他照顾者相比，痴呆照顾者还可能丧失工作。目前关注BPSD与照料负担的研究很多。有学者研究了痴呆患者BPSD对照顾者的影响，发现只有抑郁和淡漠显著增加照顾者的苦恼，其他BPSD与照顾者负担无关。有学者发现，除了食欲改变外，其他BPSD都能增加痴呆照顾者的苦恼，而最令照顾者苦恼的症状为夜间行为、脱抑制和焦虑。有学者发现BPSD与照料负担显著相关，妄想、幻觉、静坐不能、焦虑、欣快、脱抑制、异常运动行为、睡眠障碍、进食改变是预测照顾者负担的最佳指标，幻觉、异常运动行为和睡眠障碍对照顾者的影响最为显著。有学者认为每种BPSD对照顾者的影响程度都不同，并不依赖于它们出现的频率和严重程度，激越攻击、易激惹的症状可能不常出现和并不严重，但它们对照顾者带来的苦恼是很严重的。此外，抑郁、淡漠和异常运动行为也与照顾者压力相关。有学者发现BPSD会降低照顾者的生活质量，抑郁和易激惹是照顾者的生活质量降低的预测因素，而照顾者对BPSD的识别率低，对症状带来的后果预料不足。有学者也发现痴呆患者严重的抑郁症状和个性改变可使照顾者参与社会活动减少。付艺等调查了42例居家痴呆患者家属，发现痴呆照顾者的心理负担重,焦虑和抑郁情绪明显,照料总负担与照顾者焦虑和抑郁以及患者伴有精神行为异常的严重程度有关。

痴呆患者的BPSD也带来了很大的社会负担。安翠霞等对46例痴呆患者家属进行调查,发现痴呆患者BPSD增加照料总费用和照顾时间,BPSD增加患者家庭的经济负担。

总之,BPSD显著增加家庭负担和社会负担,增加照顾者的苦恼。BPSD的发生与照顾者负担及其应对方式之间互相影响。

三、精神病性症状

精神病性症状是一种与现实不符的精神状态,主要表现有妄想、幻觉,部分老年痴呆患者出现身份识别障碍,甚至合并出现言语和行为紊乱。

(一)幻觉

据研究报道,有30%的老年痴呆患者在其病程中发生过幻觉,可有视、听、嗅、触、味幻觉,其中以听幻觉和视幻觉多见,占10%;嗅、触、味幻觉较少见。痴呆老人视幻觉通常是看到一些较美好的景象,如小桥流水、牛羊吃草等,有些老人会看到一些恐怖画面而感到惊慌失措并惊叫。听幻觉多半是听到隐隐约约的声音,如听到有人在说自己的坏话或叫自己出去,因此老人会朝某个方向跑去。

(二)妄想

妄想是一种老年痴呆患者个人独有的、与自己有切身关系且与事实不符的病理信念。其最突出的特征是"坚信",对自己所看到的或听到的始终坚信不疑。老年痴呆患者常见的妄想有被窃妄想、嫉妒妄想、被害妄想。

1.被窃妄想

被窃妄想是指老年痴呆患者认为自己所收藏的东西被人偷窃了。有学者调查83例老年痴呆患者发现,被窃妄想在老年痴呆患者中有较高发生率,达56.6%。最常怀疑被偷的东西是钱财及其相关证件如存折、房产证等。怀疑的对象包括家人、照顾者,大多数会怀疑其主要照顾者偷他的东西,且会随着照顾者的更换而改变怀疑对象。老年痴呆患者由于记忆力差,放了的东西随手就忘,导致老是乱放、乱藏、乱找东西。被窃妄想在痴呆进程的早期就会出现,因此要及时评估,如有任何异常应及时咨询专科医生。

2.嫉妒妄想

怀疑配偶对自己不忠,坚信有出轨的迹象。因痴呆老人记忆力差,会在配偶外出或找不到配偶时怀疑配偶有外遇。因此,他们常对配偶寸步不离,对配偶有很强的依赖性,甚至有时会限制配偶外出,困扰配偶。

3.被害妄想

怀疑有人要加害于自己,如认为有人在饭菜里下毒而拒绝吃饭。被害妄想常合并其他精神行为症状,如幻觉、激越/攻击行为等。如幻觉中看到有人拿刀向自己走来,要杀害自己,此时老年痴呆患者会慌忙逃跑或拿东西反抗,造成一些意外的发生。

(三)身份识别障碍

1.不认识亲人、朋友、配偶

不记得亲人、以前好朋友的名字;有些老年痴呆患者会把自己的丈夫认成是自己的儿子,或将妻子当成自己的女儿。

2.认错人

错认陌生人为自己认识的人,如因为陌生人的穿着打扮和自己认识的人一样而错把陌生人当成是自己认识的人。

3.不认识自己

把镜子中的自己当成是他人,有些老年痴呆患者照镜子时不认得镜子中的自己而和镜子中的人说话。

四、精神病性症状的研究进展

(一)流行病学特征

55项临床研究的系统综述报道,AD患者中精神病性症状发生率达41.1%。近期虽有个例报道精神病性症状发生率仅有7.3%,但大部分研究结论和早期研究相一致,认为精神病性症状发生率在40%~45%。同时发现,精神病性症状在住院患者中更常见。就具体症状而言,妄想发生率最高,为36%(9.3%~63%),身份识别障碍发生率为25.6%(3.6%~38.9%),幻觉发生率为9.2%~18.7%。

国内外均有研究指出,精神病性症状出现的频率、严重程度与AD严重程度呈正相关。并有研究进一步指出,AD中期和后期精神病性症状的发生率较早期更高。但Iglewicz等的研究却持相反观点,认为精神病性症状和AD的严重程度无明显相关,并认为这可能因为AD病程进展中会出现行为退缩、语言功能损害等,不利于精神病性症状的观察。AD病程越长,精神病性症状出现的概率越大。国外研究指出,精神病性症状出现概率在AD诊断1年后约为20%,2年后约为36.1%。AD患者新发精神病性症状的4年累积发生率为51%。国内尚缺乏相关研究数据。

(二)临床表现

从精神病理学的角度,既往研究将AD的精神病性症状主要归纳为幻觉、妄想和身份识别障碍。而有学者认为,精神病性症状仅分为偏执(被害妄想)和感知障碍(幻觉)两类亚症状。究其差别主要在于如何将身份识别障碍加以归类。AD患者的幻觉以视幻觉最常见,带有遗弃或迫害色彩的特征,多在晚上出现,呈片段性。中度患者较轻度和重度患者更常见。与精神分裂症比较,AD患者评论性幻听和议论性幻听极为罕见。

既往研究发现,在未经治疗的情况下,妄想常常出现在AD起病后2~4年。AD患者的妄想往往表现出内容简单、相对固定、易理解等特点,推测可能与患者记忆缺失有关。曾有学者将AD合并妄想分成两类。其中一类以偏执观念为主(偏执性妄想),主要表现为被窃妄想、被害妄想、嫉妒妄想、被遗弃妄想以及坚信故去的人(如父母)仍活着等,其中以被窃妄想最为多见。与精神分裂症不同的是,尽管AD患者记忆力等认知功能下降,但其妄想内容常固定不变,如坚持认为某人偷自己的物品。也有研究发现,部分妄想则与AD患者的身份判断能力下降有关,称之为身份识别障碍性妄想,如坚信所生活的家并非自己的家;坚信家庭成员(如配偶)被他人冒充;坚信电视里的人或场景真实存在于自己周围等。有学者认为,偏执性妄想和身份识别障碍性妄想并无明显相关性,两者可能相互独立。

身份识别障碍的归类目前仍存在争议。身份识别障碍主要表现为不认识镜子中的自己(窥镜综合征),不认识其他人或一些事物。有研究认为,身份识别障碍主要与患者的认知能力下降有关,而并非患者存在持久的异常信念,与妄想有所不同,因此认为AD患者会同时表现出身份识别障碍性妄想和身份识别障碍这2组有差异的症状。

有学者指出,与没有精神病症状的AD患者比较,AD伴精神病性症状与认知功能快速下降的关系更为密切。认知功能的快速退化早于精神病性症状发作，甚至在疾病的早期或前驱期即存在。因此，对AD早期或前驱期的精神病性症状仍值得深入研究。

(三)神经生物学机制

越来越多的证据表明，伴有精神病性症状的AD有别于不伴有精神病性症状的AD，可能存在潜在的神经生物学和遗传基础。AD的精神病性症状与其神经病理之间关系尚无定论。尸体解剖研究提示，晚期脑淀粉样血管病和小血管病变可能与AD的精神病性症状有关。这和早期相关学者的研究结果相一致，其认为AD伴发精神病性症状的成因可能与皮质灰质中 $A\beta_{1-42}/A\beta_{1-40}$ 比值增加(低 $A\beta_{1-40}$ 可放大 $A\beta_{1-42}$ 的毒害效应，促进神经细胞树突棘的减少)及钾离子通道蛋白表达降低有关。有学者在小鼠模型中却发现，钾离子通道蛋白降低减弱了与精神病性症状相关的行为，推测可能是与 P_{21} 蛋白活化激酶活性磷酸化形式的水平增高有关，这些激酶在维持树突棘密度、形态和功能的信号通路中发挥重要作用。

脑磁共振成像研究发现，AD伴发精神病性症状可能与右侧海马萎缩相关。有学者研究发现，皮质微梗死和动脉硬化程度与精神病性症状呈正相关。通过对不同精神病性症状进行比较，妄想症状可能与灰质体积减小有关，伴有妄想症状的AD患者额叶灰质体积较低，而颞区灰质体积减小速度较快。另有研究将妄想进一步划分为偏执性妄想和身份识别障碍性妄想，指出身份识别障碍性妄想灰质萎缩更严重，偏执性妄想灰质萎缩更轻。有学者认为身份识别障碍性妄想可能与海马旁回体积的减少有关。有研究指出幻觉可能与顶叶皮质变薄有关。

脑功能成像研究进一步发现，与不伴有精神病性症状的AD比较，伴有精神病性症状的AD皮质代谢明显降低。有学者通过 ^{18}F-氟脱氧葡萄糖正电子发射断层显像研究发现，AD伴有妄想症状的患者右侧额叶皮质和双侧颞叶皮质的代谢活动降低。幻觉与右侧腹侧和背外侧前额叶皮质的低代谢有关。因而，推测右脑灰质的减少以及右半球抑制能力减退，可能导致左脑优势和全脑不平衡，从而产生了一种倾向过度推理的状态。可见，AD伴发精神病性症状的患者具有更严重的皮质萎缩、血流灌注量下降及葡萄糖代谢降低等，但脑区定位并无定论，其神经机制仍值得深入探索。

基因组学的快速发展为探索 AD 伴发精神病性症状的病因提供了新方向。已有多项独立研究证实，AD 伴发精神病性症状具有家族聚集性和遗传度。连锁研究提示与 AD 伴发精神病性症状相关的几个染色体位点。这些研究侧重检查了位于 19 号染色体的载脂蛋白 E 基因，有研究认为，该基因与 AD 伴发精神病性症状有关，尤其是在女性群体中，可能与其诱导路易小体的形成有关。然而，该研究并未进一步探索该基因是否增加了 AD 合并路易体痴呆的风险，另一些研究并不支持该结论。其他针对单胺类神经递质系统的候选基因研究也得出不一致的结果。

综上可见，AD 伴发精神病性症状的神经生物学机制尚无定论，一方面可能与研究评价工具以及检测技术等有关，另一方面也可能与症状的精神病理学特征存在一定异质性有关，如部分 AD 患者的精神病性症状可能与抑郁、焦虑、攻击、激越等其他精神行为症状并存。

（四）诊断

目前，关于 AD 伴精神病性症状的诊断标准，一直存有争议。

2000 年 Jeste 曾提出了 AD 伴发精神病性症状的诊断标准，强调以幻觉和妄想为核心症状，并且明确要求，在痴呆症状出现之前，精神病性症状并不持续存在，此外，该标准要求症状存在时间至少 1 个月。Lyketsos 等提出的 AD 相关神经精神障碍的诊断标准则主要基于人群研究数据，认为精神病性症状与抑郁等神经精神症状是 AD 的主要症状群，均应加以重视。然而，这 2 个标准在临床中的应用都存在一定局限性：Jeste 标准专注于特定的精神病性症状（幻觉、妄想）的判别，可以将诊断扩大到其他痴呆伴发的幻觉、妄想，但忽略了与其他神经精神症状共存的现象。Lyketsos 标准则以综合征作为诊断的出发点，涵盖内容较广，临床运用较复杂。因此，如果整合 2 个标准的关键信息，如以 Jeste 标准的症状条目为核心，结合 Lyketsos 标准数据来源，采用神经精神科问卷中的相应条目进行评估，确认症状具有临床意义，这一诊断框架是否具有临床效度将是一个值得探索的话题。

此外，近年来 AD 前驱期的 BPSD 也备受关注，这一阶段精神病性症状有哪些特征性表现以及对 AD 发生发展是否具有预测价值，也将成为热点议题。

第二节 老年痴呆常见的情感症状

一、常见情感症状

(一)抑郁症

痴呆老人抑郁症常表现为有时不说话,有时絮絮叨叨,终日担心自己及家人将遭不幸,搓手顿足,萎靡不振,较轻者喋喋不休、纠缠不休诉述其"遭遇";严重者悲观失望,焦虑万分,有自残、自杀企图。韦丽琴等通过对包头市痴呆老人抑郁症患病率研究得出80岁以上老人抑郁症检出率为52.2%。杨伊妹等的研究发现VD抑郁症患病率显著高于AD,可能与VD易导致纹状体、苍白球、丘脑、皮质环路受损有关。

(二)情感高涨

痴呆老人情感高涨表现为得意扬扬,欢欣喜悦,说话时总是语音高昂,喜笑颜开,有时在夜间也表现出激动欢喜,或唱歌或跳舞,手舞足蹈,影响家人及照顾者休息,加重了照顾负担。

(三)情感淡漠

有学者首次指出淡漠是一种动机减少的综合征,且这种动机减少并非由意识水平下降、认知功能损害或情感障碍所导致;并将其临床表现分为3个方面:目的性行为减少、目的性认知活动减少和情感淡漠。还有学者认为淡漠应该是一种可以被人观察到的,可客观衡量的,与其他任何心理解释无关的综合征。他们建议将淡漠定义为一种自发行为和目的性行为减少的综合征。

淡漠的定义存在很多争议,为有利于淡漠的治疗、预后评估等相关研究进展,国际专家小组对淡漠诊断标准进一步完善,制定出目前公认的淡漠诊断标准(见表2-2),且已证实该诊断标准在AD等神经退行性疾病中具有良好的信效度和医患接受度。

表2-2 淡漠综合征诊断标准

项目	诊断标准
A	与患者以前的功能水平相比,患者出现与其年龄、文化不符的明显的动机缺失或减少,这一变化可由患者本人或其他人发现
B 至少出现右述B1、B2、B3中的2组症状,症状持续至少4周,且在这段时间内经常出现该症状	B1行为:目的性行为缺失或减少,至少满足以下2种症状中的1种,①自发性行为自发行为(如开始谈话、做基本的日常生活工作、主动参加社交活动、与人交流)的缺失;②反应性行为环境刺激引起的行为反应(如对谈话的应答、参加社交活动)的缺失
	B2认知:目的性认知活动的缺失或减少,至少满足以下2种症状中的1种,①自发性认知对日常事务和新事物(如充满挑战性的任务、最近的新闻、社会机遇、个人/家人和社会事务)的主动关心和好奇心的缺失;②反应性认知对日常事务和新事物(如发生在患者居所、邻里或社区的事情)引起的反应性关心和好奇心的缺失
	B3情感:情感活动的缺失或减少,至少满足以下2种症状中的1种,①自发性情感他人发现或本人自述的自发情感缺失(如主观感觉虚弱或情感缺失,或由他人发现情感迟钝);②反应性情感对正、负性刺激或事件的情感反应的缺失(如他人发现患者对令人兴奋的事件、个人损失、严重的疾病、充满情感的新闻,没有或仅有一点情感反应)
C	A项和B项的症状对患者的个人、社会、职业或其他重要领域的生活造成了具有临床意义的损害
D	A项和B项的症状并非由于下列原因造成:躯体疾病(如失明、失聪)、肢体残疾、意识水平下降或物质滥用(如药物滥用)
注:淡漠综合症的诊断须满足A、B、C、D四项。	

二、常见情感症状的病理学机制

(一)抑郁和焦虑的病理学机制

尽管 AD 患者抑郁症的病因和病理机制仍不清楚,但抑郁症状可能在 AD 临床诊断之前数年或在 AD 发作前后发生。AD 神经病理学改变、遗传因素、血管危险因素和神经递质的失衡可能导致 AD 的抑郁症状。此外,下丘脑-垂体-肾上腺轴、炎症通路的改变和神经营养因子缺乏是 AD 患者抑郁症可能的生物学机制,并成为 AD 治疗的潜在目标。一些研究报告了亚综合征抑郁症状和 Aβ 之间的相关性。除抑郁外,焦虑也与 Aβ 生物标志物相关。有研究对有 AD 生物标志物异常的认知正常的老年人进行随访,发现 1 年内的 BPSD 评分增加更明显,尤其是情绪障碍相关评分(包括焦虑和抑郁)。哈佛大学的一项大脑老龄化队列研究发现,Aβ 与老年抑郁症状增加之间的相互作用与认知能力下降有关。AD 中的抑郁和攻击性都与单胺能神经递质系统功能的改变相关,与没有抑郁症的 AD 相比,在有抑郁症的 AD 患者 Brodmann 区(BA)9 和 10 观察到单胺能神经递质的代谢产物异常,例如显著较低的 MHPG 和较高水平的高香草酸。

(二)情感淡漠和去抑制的病理学机制

海马硬化的病理诊断基于神经元丢失和以锥体细胞层为中心的慢性原纤维胶质增生;其他特征包括颗粒细胞分散、苔藓纤维发芽和中间神经元改变。海马硬化通常与癫痫发作相关,但对 AD 患者的研究发现海马硬化与情感淡漠、去抑制和异常运动行为的显著增加有关。在该样本中,80% 的海马硬化症患者出现情感淡漠。

三、抑郁与阿尔茨海默病

(一)阿尔茨海默病与抑郁的关系

我们可以将抑郁和 AD 的关系总结为六种假设:①抑郁是发展为 AD 的独立危险因素;②抑郁影响 AD 临床表现的阈值;③AD 是抑郁的特征表现;④抑郁是 AD 的前驱临床表现;⑤抑郁是 AD 认知下降的一种回应;⑥AD 和抑郁是两种相互独立的疾病,但是共享许多发病危险因素,因此常共病。众多 AD 和抑郁的关系假设中,有两种假设被学者广泛认同和研究:抑郁是发展为 AD 的独立危险因素和抑郁是 AD 的前驱临床表现。有学者通过荟萃分析证实抑郁是 AD 发病的主要危险因素。值得指出的是,也有研究显示晚发性抑郁(LOD)

虽然可以增加AD发病风险,但是LOD更容易增加VD的发病风险。与此相反的是,对大部分人来说,LOD是包括AD在内的痴呆的前驱临床表现而不是危险因素。基于这些争议的结论,有学者因此提出抑郁既是AD的发病危险因素,同时也是前驱临床症状,但是无法给出进一步的解释。为了解决这两种假设长期存在的争议,有学者等进行一项超过13 000人参与的长期临床研究,结果显示,生活中的慢性抑郁可能是导致AD发病风险增加的因素,而生命晚期首发的抑郁可能是AD的前驱临床表现。

(二)抑郁对阿尔茨海默病的预测

基于抑郁可以增加AD发病风险的理论假设,研究者试图进一步阐明理论中抑郁具有的特征。有学者将抑郁患者分为严重抑郁和非严重抑郁进行跟踪随访研究,发现严重抑郁能够增加AD的发病风险。有研究结果却认为严重抑郁并不能增加AD的发病风险,该研究将抑郁分为不同的亚型,然后进行5年的跟踪研究,结果提示只有LOD的患者并发抑郁执行障碍功能综合征(DEDS)才增加AD的发病风险,而与单独的严重抑郁无关。有学者研究发现LOD和当前抑郁症状各自分别均能预测痴呆,但是只有LOD合并当前抑郁症状才可以特异性地预测AD。还有研究者在影像学领域将抑郁的患者进行PET扫描,发现在抑郁患者AD易感区域有Aβ的增加,推测在抑郁患者中影像学提示脑内Aβ增加能预测AD的发生。

(三)阿尔茨海默病与抑郁关系机制

1.阿尔茨海默病与抑郁解剖机制关系

LOD患者大脑结构的改变包括内侧颞叶、海马和额叶体积的减少以及大脑白质的改变。这些大脑的改变会导致认知功能的损害:海马体积的减少与记忆力衰退相关,白质损害与记忆力损害、执行功能障碍和认知反应速度减退相关。因此,AD与抑郁在解剖机制上密切相关。

2.血管因素理论

越来越多的证据支持血管因素是联系AD和抑郁的基本因素。血管因素被证实在AD的发病过程中起到重要作用,有研究特别指出其影响AD的神经精神症状,比如抑郁。有学者提出血管性抑郁的假设,通过研究血管因素在抑郁中的作用机制,发现局灶性血管损伤和脑白质病变起到关键性作用,其影响神经间连接而导致临床症状的发生。然而到底是血管因素引发抑郁还是抑郁发生之后引起血管病变尚存在争议,但是血管因素在联系AD和抑郁发挥的作用被认可。甚至学者提出"血管性抑郁-痴呆假设"理论,认为LOD患者出现执行功能损害、精神运动迟缓、认知损害等均可以用血管因素解释。

3.炎症机制理论

慢性炎症已经被认为是抑郁发病机制的核心,抑郁患者可检测到炎症细胞因子、急性时相蛋白、趋化因子和黏附分子的升高或增加。有研究认为,抑郁进展为AD的机制可能是患者脑胶质细胞和脑血液中的巨噬细胞介导的慢性炎症导致神经细胞凋亡和神经元丢失,继而发展为神经退行性改变,基于这一炎症机制理论,总结出抗抑郁药具有抗炎作用,进一步提示抗抑郁药物应用于治疗AD的理论和实验基础。

4.神经炎性斑和神经原纤维缠结机制理论

为了探究神经炎性斑和NFT在抑郁和AD关系的机制中发挥的作用,有学者将102例患者分为有抑郁病史的AD患者(n=52)和无抑郁病史的AD患者(n=50),测定海马区脑组织的SP和NFT,发现抑郁病史的AD患者海马区SP和NFT明显增加,因此推测抑郁发展为AD的过程中SP和NFT发挥重要的作用。

5.肾上腺糖皮质激素理论

抑郁能激活下丘脑-垂体-肾上腺(HPA)轴促进糖皮质激素分泌的增加,引起海马组织的受损以及糖皮质激素受体的下调,而海马组织的损伤增加认知下降的风险和痴呆的发生,提示皮质醇-海马通路在AD和抑郁的关系中具有重要作用。虽然抑郁和海马萎缩的关系已经被证实,但是其是否由皮质醇水平升高介导尚存在一定的争议。

6.神经营养因子受损理论

神经营养因子,特别是脑源性神经营养因子(BDNF)在AD和抑郁患者脑中均被发现有受损。报道称BDNF在AD患者的血液中有改变,脑脊液中低水平的BDNF可以作为认知下降的预测因子。抑郁患者可以观察到血小板源性BDNF水平的下降,进而有研究发现BDNF基因的表达在抑郁患者的外周细胞中也下降。BDNF系统的受损会影响海马功能的损害,这些改变均可以在AD和抑郁患者中出现。

(四)抑郁与阿尔茨海默病的认知功能

一些研究表明抑郁症状及其严重程度可预测MCI是否进展为AD,但并非所有研究都观察到这一点。一项研究调查了抑郁症状是否会影响临床前AD患者的认知功能,发现在早期临床前AD的患者中,抑郁症状的存在与认知功能之间没有关系,而在晚期临床前AD患者中,抑郁症状的存在表现出与认知症状(包括情景记忆和整体认识功能)存在交互作用,提示抑郁症状可能是AD的前驱症状。有学者研究发现,抑郁症状与认知功能多个维度的表现广泛相关。抑郁症状的严重程度与反应速度和执行功能的神经心理学测量表现之间存在显著负相关,即更严重的抑郁症状会导致更差的认知功能表现。一项对中国太原104例AD患者的纵向研究发现,认知功能与AD患者的抑郁呈负相关,并且两者都受到阅读、铝器皿使用、饮食限制和高血压的影响。

四、淡漠与阿尔茨海默病

(一)阿尔茨海默病淡漠的发病率

AD淡漠的发病率各家报告不一。最近一项纳入25项研究的Meta分析报告显示,AD患者的淡漠发病率为19%~88%,平均发病率为49%。Starkstein等研究发现轻度AD的淡漠发病率是14%,重度AD的淡漠发病率是61%。有学者采用神经精神量表(NPI)评估淡漠,结果表明AD患者淡漠的发病率为67%。有学者对111名AD患者及其护理人员进行了半结构化访谈,发现57%的AD患者伴有淡漠。有学者的研究报道AD患者淡漠的发病率为39.2%。AD患者淡漠的发病率在不同研究中的差异可能是由各个研究使用的淡漠诊断标准、淡漠的评估工具不同所造成的。

(二)阿尔茨海默病淡漠临床表现

淡漠的核心特征是动机减退。淡漠既可以出现在早期AD患者中,也可出现在晚期AD患者中,并与疾病严重程度、认知功能损害和功能缺陷相关。随着疾病进展,淡漠的患病率增加。AD患者的淡漠还常常和其他神经精神症状如抑郁、谵妄、妄想、睡眠障碍等同时存在。

最常与淡漠症状相混淆的是抑郁症状,两者有许多共同的表现,如社会活动减少、病理性心境恶劣、疲劳感、绝望感、启动性差、嗜睡等,且两者经常同时存在,因此区分二者存在一定难度,但也不是完全不可区分。如AD伴抑郁患者更容易表现为缺少洞察力、自我批评、有悲观和罪恶感等,有明显情感上的痛苦,表现为悲伤、流泪、无价值感和无助感、反复自杀的念头,而AD伴淡漠患者很少出现上述表现。

晚期 AD 患者经常发生谵妄,可能与 AD 疾病进展有关,也可能由其他原因造成。谵妄是指患者在很短的时间内快速出现注意力和意识状态的缺损,且呈现波动性。谵妄可分为活动亢进型谵妄和活动低下型谵妄。活动亢进型谵妄多表现为情绪激动、易激惹、烦躁不安等,易于和淡漠鉴别;当谵妄表现为对周围环境缺乏兴趣,缺乏目的性行为和情感缺乏时称为活动低下型谵妄,与淡漠相似,不易鉴别,两者可能同时存在。当谵妄患者出现困倦、反应能力下降、嗜睡时提示患者可能合并淡漠。

(三)阿尔茨海默病淡漠的发生机制

尽管淡漠是 AD 最常见神经精神症状,但 AD 淡漠发生的具体机制尚不清楚。神经生物学研究表明 AD 患者淡漠症状的出现或淡漠的严重程度可能与局部脑组织的结构改变或功能紊乱、神经病理和神经化学改变等相关。神经影像学研究表明 AD 淡漠的发生可能与额叶–皮层下环路如前扣带回皮层、眶额叶、前额皮层、基底节区等脑区皮质变薄或白质结构受损、局部脑血流量减少等相关。有研究发现 AD 淡漠的发生与壳核多巴胺神经递质减少、前扣带回的神经元纤维缠结增加、额叶及前扣带回淀粉样蛋白增加相关。总之 AD 淡漠的发生可能涉及额叶及皮层下一个或多个结构。

(四)阿尔茨海默病淡漠的影像学表现

近几年随着正电子发射断层扫描(PET)、磁共振弥散张量成像(DTI)、功能性磁共振(fMRI)等神经影像学技术在神经病学的相关研究中广泛应用,虽不能用于 AD 淡漠症状的诊断,但有助于从解剖学和功能影像学角度理解 AD 淡漠的发病机制。

1.MRI

结构性 MRI 成像技术提示 AD 患者的淡漠可能与大脑特定结构的萎缩相关。Tunnard 等研究表明,与那些不伴淡漠症状 AD 患者相比,AD 伴淡漠症状的患者左前扣带回尾部皮质、左眶额叶外侧皮质及左额叶上腹侧皮质明显变薄。Moon 等研究发现双侧前岛叶皮质萎缩与 AD 患者淡漠症状相关。Donovan 等研究纳入 812 名受试者并进行随访 3 年,研究显示随着时间的推移,淡漠症状发生率的增加与双侧下颞叶皮质变薄相关。

2.DTI

DTI利用组织中水分子的弥散特性来反映髓鞘紧密度和完整性等纤维束特性。有学者首次使用基于纤维束的空间统计技术(TBSS)分析白质结构完整性与AD淡漠的相关性。研究发现,AD淡漠组胼胝体膝部的各向异性值(FA)显著低于AD不伴淡漠组,提示白质结构完整性受损与AD淡漠相关;研究还发现,AD淡漠组患者左侧扣带回、右上纵束、胼胝体、双侧钩状束的FA值均与其淡漠评估量表分值呈负相关,提示淡漠的严重程度可能与这些结构白质完整性受损程度有显著的相关性。上述白质微观结构改变可能是导致AD淡漠症状相关神经生物学改变的关键因素。

3.PET

最近的一项研究使用^{18}F-氟脱氧葡萄糖-PET(^{18}F-FDG-PET)来研究脑组织能量代谢与AD淡漠的关系,结果显示右侧前扣带回的代谢减低与AD淡漠相关。体内淀粉样蛋白显像技术能够及时发现疾病早期的病理变化。一项采用^{11}C匹茨堡化合物B-PET的研究显示在轻度到中度AD患者中,淡漠严重程度与右侧前扣带回、脑岛等脑区淀粉样蛋白沉积量呈正相关。

4.fMRI

应用fMRI探索AD淡漠与脑网络功能连接改变的关系的研究较少。赵弘铁等对13名AD患者进行任务状态下功能磁共振研究,发现有淡漠的AD患者在"悲伤-中性"刺激条件下大脑激活减少主要体现在双侧杏仁核,与不伴有淡漠的AD患者相比存在差异。有学者研究未发现淡漠与脑网络功能连接改变相关。这些研究的样本量都较少,且都是横断面研究,未来需要更大样本量的横断面和纵向研究来进一步阐明脑网络功能连接和淡漠之间的联系。

第三节 老年痴呆常见的行为症状

一、常见行为症状

(一)激越/攻击行为

激越/攻击行为是患者较常出现的行为问题,可归纳为身体攻击行为、身体非攻击行为和语言激越行为3个症状群。

1.身体攻击行为

在身体攻击行为中,骂人和打人较为常见。骂人有时是因为患者被其他患者或某些护理活动激惹所致,有时是毫无原因的骂人;而打人等身体攻击行为最常发生在生活护理时,如洗澡和更衣过程中,由于患者不配合,拒绝未遂而发生身体攻击行为。

2.身体非攻击行为

患者最常见的行为是身体非攻击行为,如不恰当地处理物品、在屋里来回走动、不恰当地穿脱衣服以及乱进别人房间,翻看别人抽屉;将糖纸、剩饭、餐具、树叶等藏在枕头下或塞在口袋里;将很多件衣服套在一起,将裤子套在头上等都是患者的身体非攻击行为的表现。

3.语言激越行为

语言激越行为中最常见的是重复说话或问问题,如反复问同一个问题,自言自语,反复说无意义的话等等。

(二)睡眠紊乱

患者睡眠紊乱表现为白天头脑清醒,情绪安静或嗜睡,下午到晚上不睡觉、精神错乱、半夜吵闹、激动不安,痴呆病情也呈现出"晨轻暮重"的情况,也有专家把患者出现的这种行为称为"黄昏症候群"。患者这种睡眠紊乱可能和脑部退化引起控制日夜节律的调节中枢损害有关。

(三)刻板行为

刻板行为主要出现在痴呆中期,表现为重复做一些毫无意义的行为,如重复地把东西搬过来搬过去,一直重复地翻箱倒柜找东西等,增加了照顾负担,使家人及照顾者疲倦不堪。

(四)进食紊乱

进食紊乱包括进食过多和拒绝进食。其中最常见为进食过多,由于患者记忆力的减退,刚刚吃了东西又忘了,看到家人吃饭又吵着闹着要吃饭,导致患者不停地重复吃东西,家人常抱怨患者有吃不饱的感觉。拒绝进食则是由于患者常合并幻觉或妄想症状,怀疑饭菜有毒而拒绝吃东西。

二、常见行为症状与阿尔茨海默病的认知功能

(一)攻击/激越与阿尔茨海默病的认知功能

激越与疾病严重程度相关,但与疾病进展不一致。在老年痴呆进展研究

中发现,激越/攻击性是严重老年痴呆和死亡(HR=2.946、1.942)风险的重要预测因素。有学者在精神症状和精神科药物对疾病进展影响的研究中发现,在控制了年龄、教育程度、性别及基线认知和功能状态的影响后,攻击性或激越的存在与功能障碍时间缩短的风险显著增加独立相关(RR=2.35、2.26)。有学者研究发现基线时的激越/攻击性与基线时的认知功能、日常功能下降无关。同样,在ALSOVA研究中发现,激越并不能预测疾病进展,但与5年内疾病的严重程度显著相关。值得注意的是,除了激越和攻击性,异常运动行为往往会随着疾病的严重程度而变化,并且可能是疾病进展的预测因子。

(二)轻度行为障碍与阿尔茨海默病的认知功能

尽管认知障碍患者早期主要表现为记忆损害,但是在老年痴呆早期(出现认知障碍前)家属和周边关系人群更容易注意到患者有人格改变和行为异常,因此早期识别患者的人格/行为改变将有助于老年痴呆的早期诊断。轻度行为障碍(MBI)可能出现在老年痴呆前期的任何阶段,从正常认知到主观认知衰退(SCD)再到MCI,是痴呆前症状。MBI不是MCI的竞争结构,而是一种互补的行为模拟。一项研究表明与没有MBI的MCI患者相比,有MBI的MCI患者具有更大程度的情景记忆障碍。

三、常见行为症状的病理学机制

(一)攻击/激越的病理学机制

攻击/激越明显的危害性给患者本人及家属带来了巨大负担。激越的存在与多个解剖位置相关,与眶额和前扣带皮层中NFTs的增加有关。使用ADNI数据的解剖学研究发现,有2年以上MCI和AD痴呆患者的额叶、岛叶、杏仁核、扣带回和海马部分区域中,恶化的激越和攻击性与更大的萎缩有关。功能成像研究同样表明,激越与额叶和颞叶区域的新陈代谢降低有关。有学者发现激越与Braak I~IV期的NFTs病理学改变相关,这表明皮层下病理学改变也可能是一个重要因素。在一组经病理证实的AD患者中,使用Cohen-Mansfield躁动量表对老年人的激越和攻击性进行评分,发现该量表总分与海马体中5-HIAA水平降低呈负相关。在这个队列中,身体上的非攻击性行为与小脑多巴胺分解代谢增加显著相关。对临床诊断为AD的受试者进行尸检发现,攻击性是尸检时胆碱能神经支配减少的重要预测因素,而过度活动是

5-HT能神经支配减少的最佳预测因素。有研究发现,与无攻击性的AD患者相比,具有攻击性的AD患者,其BA11中的5-HIAA与5-HT的比率以及海马中的MHPG、NE和5-HIAA水平显著降低。

(二)MBI的病理学机制

研究发现,MBI与血浆神经丝光和$A\beta_{42}/A\beta_{40}$相关,这表明MBI加速了神经退行性病变。冲动失控与内嗅皮层萎缩有关。在$A\beta$的PET研究发现,MBI评分与纹状体$A\beta$负荷相关。一项针对$A\beta$阳性AD患者(即AD临床前期)的研究发现,较高的MBI-C评分与内嗅皮质和海马中tau PET的摄取以及与较高的CSF p-tau181相关。

第四节　老年痴呆早期精神行为症状的识别

有些精神行为症状在痴呆早期就会出现,只是容易被家人及照顾者忽略,如果出现下列情形,要警惕老年痴呆的发生。

一、记忆力减退

记忆力减退是老年痴呆出现的最早症状。老年痴呆往往都是从记忆力减退开始,从而严重影响生活和工作能力。

老年痴呆患者的记忆力减退与健康者的健忘不同。经常一提到痴呆就使人很容易想起健忘,将健忘与痴呆等同。要知道,正常老年人也会出现前讲后忘等"健忘"现象,但他们的"健忘"是偶尔发生。

健康者的健忘,表现为只是对经历过的某部分事物记不清;而痴呆者的遗忘往往是全部的。如昨天出席一家结婚喜宴,介绍5位主人给客人们后,健康者能想起其中三四位人的名字,而痴呆患者对5位主人的名字全部都忘却,甚至连出席宴请之事也想不起来;健康者对健忘之事一经被提示,常表示:"对!对!""噢!噢!"的对应反应;而痴呆患者所遗忘之事,即使几次提醒、补充也无济于事,严重时非但不能唤起记忆,甚至引起反感,出现生气动怒。

早期痴呆患者可能仅表现为记忆力减退,但随着病情进展,会陆续出现外出迷路、渐渐不认识家人、生活不能自理等问题。

众所周知,记忆力减退的确是痴呆的核心症状,如果只有这一种现象的情况出现则被称作健忘,而痴呆不仅有健忘等记忆障碍,还必须具有智能上更广泛的障碍,平时应与之区别(表2-3)。

表2-3 伴随正常老化的生理性健忘(良性老年性健忘)和AD

良性老年性健忘	AD
忘记事情的一部分,或者是语言健忘	全部记忆障碍(初期为延迟再生障碍)
没有定向力障碍	伴有定向力障碍(初期特别是时间定向障碍)
没有判断思考等其他认知功能的障碍	不但记忆障碍,其他认知功能都有障碍
不进展	进展
自己知道健忘(有病识)	不知道自己健忘(无病识)
程度轻,对日常生活没有障碍	对日常生活构成障碍
没有妄想	妄想,特别是被盗妄想多见

老年痴呆患者随着遗忘出现的增多,其判断力、工作能力、生活能力也必然降低,而且还会出现感知能力的降低,如吸烟时,不能用火柴点着烟;使用洗衣机等家电设备,常忘掉步骤。重者还会出现失语,失去时间、方位感觉,或出现幻听、幻视;健康老年人的健忘也可能随年龄增长而次数增多,但其判断、劳作、生活能力不受影响。

老年痴呆患者的记忆力减退可分为3个阶段:健忘期、错乱期、痴呆期。在健忘期与健康者发生的健忘、记忆困难的情况是相同的。其进展速度也因人而异,有的痴呆患者在健忘期滞留的时间很长。而有的不到一年就进入了错乱期。痴呆全程短则2～3年,长则10年甚至20年。如果在65岁以前就患有老年痴呆,那多数患者其病情发展会较快。

二、出现重复动作

重复吃药,一天重复讲同一件事情,重复问同一个问题。

三、脾气性格改变

患者以前为人随和,患病后脾气变得暴躁、心胸狭小;原本性格开朗的患者变得开始不爱理人,经常发怒,情绪低落;患者有时则独自一人坐在椅子上,眼睛一直呆呆地看着窗外,不说一句话,也不知道在想什么,缄默少言;平时很爱看的书,现在也不翻,也不看,丧失了阅读兴趣和阅读能力;由于自己经常忘记东西不知放在何处而找不到,就疑心别人存心不良偷他的东西,产生各种无端的猜疑和别人要加害他的被害妄想。为此有的家人将患者送进精神病医院进行治疗。

这些精神行为症状在不同类型中有不同的表现,如AD最常见的症状是淡漠、激越、易激惹;VD患者则以抑郁症状更常见;而幻觉在路易体痴呆症患者比在VD中更常见,且常在疾病早期先于认知障碍发生,其严重程度只有在疾病中期才会有变化。

四、计算力减退

简单的计算题都不会算,不能正确回答简单的问题,如自己的年龄、生日等。

计算障碍常在痴呆的中期出现,但在早期即可表现出来。如上街买菜,明明看到的是西红柿,偏偏问人家辣椒多少钱一斤;原来是一个很精明的人,买完菜后,现在连简单的账算起来都很费劲,经常算错;有时买了东西不给钱,或者给了钱却忘了拿东西。严重者,连简单的加、减法也不会了,甚至不认识数字和算术符号,也不能回答检查者伸出的是几个手指。

五、迷路

开始出现迷路、走失现象,找不到家,在熟悉的环境中找不到路。

六、判断力降低

即使是正常人也有可能分散注意力或者忘掉所看护的儿童,但老年痴呆患者有可能彻底忘记由其所看护的儿童而离开家门。或是轻易受骗上当买了很明显的"水货"。

七、抽象思维能力丧失

患者常常忘掉自己设置的存折密码,自己的存款数额也忘得一干二净。

八、随手乱放物品

患者常会将物品放在不恰当的位置,比如把电熨斗放在冰柜里,或把手表放在饼干盒里,或将很多废品如烂纸、布头当作宝贝珍藏,自己也不知道是什么原因。

九、失去主动性

常会变得比原来懒惰,不愿参与任何活动,甚至是原来喜欢的活动,对人也不热情。

这些都是老年痴呆的一些早期征兆。当然不是所有早期老年痴呆患者都会出现上述所有表现,也许只出现某几种,也许部分症状更为突出一些,但家属或患者本人一定要注意这些征兆,及时就诊,早期调护,防患于未然。

第五节 老年痴呆精神行为症状评估

国内目前用于评估老年痴呆BPSD的工具主要有神经精神科量表(NPI)、AD病理行为量表(BEHAVE-AD)量表、简明精神病评定量表(BPRS)和Cohen-Mansfield激越问卷(CMAI)。

一、神经精神科量表

(一)量表的编制及特征

NPI是由Cummings等在1994年发展而成以测量整体的神经精神障碍,广泛应用于定量评定痴呆BPSD的临床试验和研究中。

NPI是通过对照顾者进行结构访谈获取信息从而评价老年痴呆患者一系列神经精神症状和攻击性行为。

国内目前普遍采用该量表对老年痴呆患者进行BPSD的评估。该量表由12项行为领域构成,覆盖了老年痴呆患者最常见的BPSD:妄想、幻觉、激越、抑郁、焦虑、欣快、淡漠、脱抑制行为、异常动作、夜间行为紊乱、饮食异常等。根据知情者提供的信息进行评定,询问出现智能或记忆障碍后是否有该项症状,如果1个月内无为0,有则为1;如有该症状,评价其出现的频率、严重程度和该症状引起照顾者的苦恼程度。频率是利用4分量表评价的:1分为偶尔,2分为经常(1次/周),3分为频繁(几次/周,但不到每日一次),4分为十分频繁(每日一次以上)。严重性是使用3分量表评价的:1分为轻度,2分为中度(明显),3分为重度(突出)。频率和强度的评分的成绩相乘即一个症状行为的整体得分,为0~12分,得分≥9分通常考虑为明显存在问题。苦恼程度:0分为无,1分为极轻,2分为轻(易对付),3分为中度(难自行应对),4分为重度(难以应对),5分为极度(无法应对)。每个条目得分之和为NPI的最终得分,得分越高表示BPSD越严重。

(二)量表的信效度

通过36例AD门诊患者对NPI进行研究,发现NPI的评定者间系数及重测系数均大于0.85,总的克隆巴赫系数(α系数)为0.70,表明内部一致性也较好。

(三)量表的进程

对NPI工具进行微小的修改形成神经精神工具——护理院版本,护理院版本适合专业护理机构的工作人员使用。NPI护理院版本包括12个神经精神症状,每个症状的频率和严重性分别采用Likert 4和Likert 3级评分法,每个症状的得分是频率与强度得分的乘积,为0~12分,量表总分是0~144分。Selbek等证实对培训过的护理工作人员而言,护理院版本具有好的信度和效度。在NPI基础上形成了用于常规临床实践的NPI的简易版本,NPI简易版本的评定结果与NPI仅有2%~5%的差异,具有良好的信效度,因此有学者认为NPI简易版本适合作为初级医疗保健的使用工具。此外,形成了适用于照顾者使用的NPI版本,也有学者通过对其进行信效度研究发现适用于照顾者使用的NPI版本可以替代NPI,并且能节约量表的使用时间。

(四)量表的中文版本

Leung等通过62例平均年龄为76.4岁的痴呆门诊患者对NPI中文版本的心理计量特征进行评价。结果表明NPI中文版本的大部分行为维度与相应的BEHAVE-AD及中国汉密尔顿抑郁评定量表的维度具有明显的相关性(Spearman相关系数为0.48~0.77,$P<0.0001$),表明整体而言NPI中文版本与相关领域常用量表的同时效度是可接受的;总Cronbachα系数为0.84,所有维度的同类相关系数均>0.9,表明具有良好的内部一致性及评定者间系数,见表2-4。

表2-4 神经精神科问卷

	项目	有无	严重度	发生频率	苦恼程度
妄想	患者是否一直都有不真实的想法?比如说,一直坚持认为有人要害他/她,或偷他/她的东西?	☐ ☐	1/2/3	1/2/3/4	0/1/2/3/4/5
幻觉	患者是否有幻觉,比如虚幻的声音或影像?他/她是否看到或听到并不存在的事情?	☐ ☐	1/2/3	1/2/3/4	0/1/2/3/4/5

项目		有无	严重度	发生频率	苦恼程度
激越/攻击行为	患者是否有一段时间不愿意和家人配合或不愿别人帮助他/她？他/她是否很难处理？	☐ ☐	1/2/3	1/2/3/4	0/1/2/3/4/5
抑郁/心境不悦	患者是否显得悲伤或忧郁？他/她是否曾说过他/她的心情悲伤或忧郁？	☐ ☐	1/2/3	1/2/3/4	0/1/2/3/4/5
焦虑	患者是否害怕和你分开？患者是否会有其他神经质的症状，比如：喘不过气、叹气、难以放松或过分紧张？	☐ ☐	1/2/3	1/2/3/4	0/1/2/3/4/5
过度兴奋/情绪高昂	患者是否感觉过分的好或者超乎寻常的高兴？	☐ ☐	1/2/3	1/2/3/4	0/1/2/3/4/5
淡漠/态度冷淡	患者是否对他常做的事和别人的计划、事情不感兴趣？	☐ ☐	1/2/3	1/2/3/4	0/1/2/3/4/5
行为失控	患者是否显得做事欠考虑？如对陌生人夸夸其谈，或出口伤人？	☐ ☐	1/2/3	1/2/3/4	0/1/2/3/4/5
易怒/情绪不稳	患者是否不耐烦和胡思乱想？是否无法忍受延误或等待已经计划好的活动？	☐ ☐	1/2/3	1/2/3/4	0/1/2/3/4/5
异常举动	患者是否有不断的重复行为，如在房子里走来走去、不停地扣扣子、把绳子绕来绕去或者重复地做其他事情？	☐ ☐	1/2/3	1/2/3/4	0/1/2/3/4/5
夜间行为	患者是否半夜会吵醒你？是否起来太早？或者在白天睡得太多？	☐ ☐	1/2/3	1/2/3/4	0/1/2/3/4/5
总分：					

二、AD病理行为量表

(一)量表的编制及特征

BEHAVE-AD的条目是从57例门诊AD晚期患者的异常行为图表总结中提取形成的，它是在痴呆领域使用最早的评估量表。BEHAVE-AD针对AD相关的症状评估，不涵盖其他痴呆类型的相关症状。

BEHAVE-AD量表编制时借鉴了其他量表，如BPRS、汉密顿抑郁量表的内容,因此能够比较全面有效地评定痴呆患者精神行为症状,目前在国际上已被广泛采用。

(二)量表的特征

BEHAVE-AD是通过评定者对照顾者进行访谈,从而对2周内痴呆患者的症状行为及照顾者痛苦的总体情况进行评定。

该量表包括症状评定和总体评定两部分,症状部分含24个症状,归为7类,即偏执和妄想、幻觉、攻击、活动异常、昼夜节律紊乱、情感障碍、焦虑和恐惧;总体部分评定精神行为症状的严重程度。每个条目为0~3分级评分:0级,无症状;1级,有症状;2级,有症状并有情感反应;3级,有症状并有情感和躯体反应。照顾者痛苦的整体评价的具体评分为:0级,对照顾者无干扰或对患者无危险;1级,对照顾者有轻度干扰或对患者有轻度危险;2级,对照顾者有中度干扰或对患者有中度危险;3级,对照顾者有严重干扰或对患者有严重危险。

(三)量表的信效度

有学者在79例护理院痴呆患者使用BEHAVE-AD以评价量表效度。结果发现BEHAVE-AD测试与神经精神科简易问卷的皮尔逊相关指数为0.694;BEHAVEAD症状量表与神经精神科简易问卷的严重性分量表的Pearson相关指数是0.698。此外,Suh等证实该量表具有良好的信度。因此BEHAVE-AD可以作为发现痴呆患者神经精神症状的筛查工具。

(四)量表的中文版本

有学者通过对71例AD患者进行研究以评价BEHAVE-AD中文版本的有效性。BEHAVE-AD中文版本的总α系数为0.65,表示具有中等的内部一致性,大部分维度的重测信度较好(加权Kappa是0.68~0.98)。因此中文版本的BEHAVE-AD的内容有待进一步修订。见表2-5。

表2-5 BEHAVE-AD量表

项目	内容
妄想意念	包括妄想有人在偷东西、妄想患者的房子没有他的房间、妄想其配偶或照顾者是假冒的、妄想被遗弃、妄想配偶有外遇等
幻觉	包括视听嗅触及其他幻觉
活动障碍	包括漫游、无目的的动作、不合适行为

项目	内容
暴力倾向	言语攻击、身体威胁或攻击及除了以上以外的激躁行为
日夜节律障碍	日夜颠倒
情感障碍	流泪、抑郁心境
焦虑和恐惧	对即将发生的事焦虑,其他焦虑,害怕单独留下,其他恐慌

三、简明精神病评定量表

(一)量表的编制及特征

BPRS的常用量表包括18个条目,是由16个条目的原始问卷发展而来的。18个条目的BPRS是由痴呆患者非常熟悉的访谈者对患者进行半结构访谈从而对BPSD严重性评级。BPRS的条目采用Likert 7级评分法,从症状"未出现"到"极其严重",得分越高表示症状越严重,总分为18~126分。有学者认为BPRS包括5个因素:情感、阳性症状、阴性症状、抵抗及活跃。BPRS最主要的优点是其全面性及容易使用。虽然涵盖大量症状,但该量表可以在一个相对较短的时间内完成,具有良好的跨文化可接受性,并且BPRS对AD临床试验的改变也非常敏感。BPRS的不足是量表内包括了一些不相关的或与认知功能混杂的条目,因此内容效度方面有待进一步确定,且此版本缺乏可操作性的锚定点,使得不同评定者间的一致性较差。

(二)量表的发展进程

在1986年,有学者发展了一个包含24个条目的BPRS扩展版。BPRS扩展版包括6个新设计的条目,具有详细的定义,客观的行为锚点及采用结构式访谈形式,从而使得对躁狂症状的评估更加全面,并且也促进了量表的效度和信度。此外,由于BPRS扩展版详细地、全面地覆盖症状领域,因此是一个适用于多种疾病患者群,并且能广泛应用于研究及临床实践中的问卷。

四、Cohen–Mansfield激越问卷

(一)量表的编制及特征

CMAI主要关注患者的激越行为,是测量护理院老年痴呆患者行为症状最广泛使用的量表之一。

CMAI由专业照顾者(护士、助理护士)或家庭照顾者回顾前2周观察到的

激越行为发生的次数而完成。CMAI平均花费20 min完成。CMAI包括侵略行为、身体非侵略行为、口头激进行为3个因子；共29个激越行为，每个行为采用Likert 7级评分法，从"从来没有出现特定的激越行为"到"每个小时出现几次该激越行为"依次计1~7分，总分是29~203分，分值越高预示激越行为的发生越频繁。

（二）量表的信效度

CMAI曾用于评价257例平均年龄为79.6岁的护理院老年痴呆患者以验证量表的信度，结果发现CMAI的Cronbachα系数是0.88，表明其具有良好的内部一致性；同类相关系数是0.96，表明高水平的评定者间可信度；总分的重测性度也很高（$r=0.79$，$P<0.0001$）。此外，验证CMAI的效度，结果发现与AD的病理行为量表的总得分及与C和D两部分得分之和均高度相关（Spearman相关系数分别为0.81、0.86，$P<0.001$）。

（三）量表的中文版本

目前中国学者对CMAI进行了本土化研究。赖锦玉将英文版CMAI翻译成中文，并对189例养老院的痴呆患者及家属和171例社区痴呆患者及家属进行调查，从而评定问卷的信效度，结果发现21个条目的中文版CMAI（养老院用）信度为0.83；23个条目的中文版CMAI（社区用）信度为0.86，表明中文养老院版和社区版CMAI均具有良好的信度，适用于香港养老院和社区痴呆患者的BPSD评定。而Lin等基于台湾文化翻译了CMAI的中文版，量表的内容效度指数是0.993，所有条目的同类相关系数及英文和中文版的折半系数是0.69~0.74，不同方法和不同评定者间的信度是0.63~0.86。表明基于台湾文化的中文版CMAI只具有中等心理计量特性，并且需要进一步评估其校标效度及概念等价性。

综上，评估痴呆患者的精神行为问题是临床治疗、护理及相关试验研究的一个很大的挑战。虽然目前存在大量的精神行为研究工具，但临床使用时，要根据评估目的和对象的不同，找到方便实用且适合的测评工具。CMAI对于训练不足的调查者是尤其适用的，因为它测量的仅仅是观察性行为，而不需要调查者具备现象学相关的提取和推导能力。如果需要综合评定痴呆患者的神经心理症状时可以考虑使用NPI、BEHAVE-AD或BRSD。此外，目前国内外已经发展了较多痴呆患者BPSD的工具，但是国内的工具多是引进及修订国外量表而来,引进及修订时应注意密切结合我国的文化背景,提高中文版量表的信效度。将来的研究可以考虑发展本土化量表,并注意进行大样本研究,以便全面评价量表的性能。

第三章　老年痴呆的预防

第一节　尽早预防

伴随着人口老龄化的到来,老年痴呆患者的发病率也逐年上升,并开始出现低龄化趋势。据报道,老年痴呆的平均发病年龄为55岁,比20年前公认的65岁发病年龄整整提前了10岁,老年痴呆再也不是老年人的专利了,其已开始向低年龄段人群侵袭。据湖北日报报道,该省最年轻的老年痴呆患者只有38岁。

专家分析,现代社会青壮年工作压力大、失眠熬夜、饮食失衡、吸烟喝酒,肥胖、糖尿病、高血压、高脂血症、冠心病等心脑血管疾病多发以及缺少体育锻炼都会诱发老年痴呆,再加上脑血管疾病的年轻化均是导致老年痴呆发病年龄提前的重要因素。

身染这种疾病,没有药物可以根治,只能延缓病情。一是早发现,老年痴呆随着时间的推移,病程长达10~20年,当患者出现中度记忆力下降,最近发生的事经常遗忘,对时间、地点、人物日渐感到混淆时,应及时到医院就诊;二是早治疗,早治疗对延缓病情进展具有举足轻重的作用。

同住一个屋檐下,为什么有的人患老年痴呆,有的人却安然无恙,这是老天不公平,还是自身在作怪? 风华正茂,这是对青、中年人的溢美之词,但是不少过来人,也就是超过70岁的老年人总结出的一条经验是:青、中年时期如何生活,与老年时期会不会得老年痴呆有密切关系。英国一项研究也显示,健康的生活方式能够降低1/3男性老来罹患老年痴呆的风险。记忆力减退和思维迟钝等随着年龄增长而发生的认知功能下降的情况,约3/4的原因在于生活方式的不同。与生活方式不健康的男性相比,坚持锻炼身体、不吸烟、不酗酒、保持健康体重,饮食健康的男性罹患痴呆的风险低36%。除了一些不可控痴呆危险因素(如年龄、性别、遗传)外,大多数可控危险因素(如高糖、高脂饮食、吸烟、过量饮酒等)都是从年轻时学会、养成的不良习惯,日积月累,导致糖尿病、高脂血症、心脏病、脑血管疾病的发生。而VD正是由这些高危因素所引起的，因此预防痴呆，应从青年开始，从现在开始，必须改变失眠熬夜、饮食失衡、吸烟饮酒等不良生活习惯，从预防高血压、高脂血症、动脉硬化入手。

直到目前为止，虽已有较多药物能延缓老年痴呆症状的发展，却尚无彻底、有效的治疗方法。如上所述，老年痴呆是一种多因素的综合征，不仅在60岁以上的老年人群可以发病，也有报道在青、中年期发病。据研究，青、中年人发病最多的痴呆类型是VD，而该病发生的危险因素主要是高血压、高脂血症、血液黏度增高、糖尿病、动脉硬化、吸烟等，而这些高危因素的形成与青、中年时期养成的不良生活习惯密切相关。如前所述，40~50岁的中年人群是社会和家庭的中坚力量，他们平时工作繁忙，单位里责任重大，生活紧张，休息不足，许多人都不同程度地养成了吸烟、饮酒、熬夜、饮食不规律等不良生活习惯，并且还不同程度患有高血压、高脂血症、糖尿病、动脉硬化等疾病。在他们中间很可能会有某一位、会在某一时刻不幸地发作了急性心脑血管疾病，如房颤、心肌梗死以及脑血栓、脑梗死、脑出血等疾病，即使抢救及时，生命得以保全，但还是会或多或少地留下一些后遗症，特别是患脑血管疾病的患者。随着时间的推移，患者不仅可能会复发1次，而且还可能会复发第2次、第3次，甚至更多次，复发期间还会有一定数量的患者逐渐出现智力减退，走向痴呆的状态。

AD虽大多发生在65岁以后，也有少部分在老年前期发病，故称其为老年前期AD。除此之外，中年人的脑外伤、脑肿瘤、慢性酒精中毒、药物中毒及某些内分泌代谢疾病均较多见，这一年龄段一般是痴呆和其他老年病的酝酿时期。值得警惕的是痴呆虽然65岁以上的人群是高发人群，但据报道，AD近年来也开始威胁到青壮年人群。正如前面所述，痴呆的发病年龄已由原来的65岁提前到了55岁，这一变化不得不引起人们的警惕。

我们每个人都希望自己远离老年痴呆的侵扰，除了无法阻挡自然增龄的进程外，对其他的患病危险因素只要从青中年开始，注意生活的点点滴滴，老年痴呆并非不可避免。因此，应对可控的高危因素及早识别，进行管控；对有高危因素的患者进行全程管理，尽早筛查和诊断出MCI；把有吸烟、喝酒等不良生活习惯和患有高血压、糖尿病、高血脂症、心脏病（心肌梗死、心力衰竭）等人群定为MCI的高风险人群，作为重点筛查、监测对象并进行预防及干预，帮助他们建立健康的生活方式,管控危险因素就成了预防老年痴呆的当务之急,也是预防老年痴呆发生的首选上策。

第二节 饮食与预防

科学家认为,老年人会不会得老年痴呆,多半取决于其生活方式,其中包括每天吃什么,而合理膳食有助于预防老年痴呆的发生。

一、饮食有节、饥饱适中

美国老年病学家沃尔福特在《衰老的免疫学》一书中指出,"各种各样延缓衰老和提高寿命的方法中,只有两种方法能够重复成功,那就是限制热量摄入和降低中枢体温"。吃得过饱易得"文明病",吃得过少又易导致营养不良,故以七八成饱最好。控制热量的摄入,不仅能减缓衰老的进程,提高认知功能,增加对各种损伤因子的抵抗力;还可使葡萄糖水平降低,延缓糖基化。有人在热量控制的过程中,可能会出现如能量不足、缺少活力、骨质疏松、肌肉松弛等负面效应,因此控制热量的摄入,应循序渐进。如果一个人通常每天摄取 8.4 MJ 的热量,可以尝试减到 4.6 MJ,看看是否有足够的精力进行锻炼。锻炼需要氧气。氧气的累积性损伤率较高,而控制热量的摄入可延缓此种损伤。

二、科学饮食、营养合理

营养状况与老年痴呆关系密切。研究发现,营养状况差会影响老年人的认知功能和活动能力。认知障碍则会影响营养素的摄入,营养不良又会进一步损害认知功能,导致病情恶化。因此,科学饮食,营养合理对预防老年痴呆具有重要作用。

(一)维生素与痴呆

1.叶酸、维生素 B_6、维生素 B_{12} 与老年痴呆

研究人员的研究结果显示,血液中维生素 B_{12} 含量在正常范围的 1/3 以下者,患老年痴呆的可能性增加 3 倍以上;而叶酸含量同样低者,患老年痴呆的可能性增加 2 倍。维生素 B_{12} 的原酶具有蛋氨酸合成酶的辅酶作用,可以从 5'-甲基四氢叶酸中转移甲基,增强叶酸的代谢,合成蛋氨酸,从而降低体内高半

胱氨酸的含量。由于叶酸与维生素B_6、B_{12}具有降低体内高半胱氨酸的作用，补充叶酸和维生素B_6、B_{12}将有助于防止老年痴呆的发生。富含叶酸的食物有菠菜、莴苣叶、红薯叶、芹菜叶、小白菜、青花菜及西红柿、菌类、西瓜等；富含维生素B_6的食物有糙米、粗面粉、酵母、菠菜、牛肝等；富含维生素B_{12}的食物有鱼、虾、鸡蛋、大豆、香菇、豆豉、牛奶等。

2.维生素E、维生素C、β-胡萝卜素与老年痴呆

氧自由基引起神经元的氧化损伤是老年痴呆发病的重要机制之一。氧自由基对脂质的过氧化作用及对蛋白质、DNA的氧化作用使细胞膜、细胞内微环境、能量代谢和遗传等均发生破坏性的变化，导致神经细胞的死亡，因此，抗氧化剂可通过消除活性氧或阻止其形成，以延缓、阻止神经细胞的退行性损伤，延缓痴呆进程。维生素E、维生素C和β-胡萝卜素可以消除大脑产生的氧自由基，避免大脑功能受损。有研究发现，长期服用维生素C结合维生素E能降低老年痴呆的患病率，可用于老年痴呆的一级预防。维生素E除了以抗氧化和清除氧自由基在老年痴呆的预防和治疗中发挥作用外，还可通过影响炎症反应、延缓衰老和提高机体的免疫力等机制发挥作用。富含维生素E的食物有卷心菜、胡萝卜、茄子、鸡肝、葵花籽等；富含维生素C的食物有樱桃、番石榴、红椒、黄椒、柿子、青花菜、草莓、橘子、芥蓝、花椰菜、猕猴桃等；富含β-胡萝卜素的食物有油菜、荠菜、苋菜、胡萝卜、花椰菜、甘薯、南瓜、玉米等。

3.维生素K与老年痴呆

维生素K参与神经鞘脂类的合成，并且促进髓鞘的形成，对神经功能的维持发挥重要作用。研究显示，在痴呆疾病的早期阶段，维生素K摄入量明显低于正常。因此，维生素K有望成为改善老年人认知功能的又一重要营养素。富含维生素K的食物有青椒、猕猴桃、柑橘、黄瓜、菠菜、牛肝、蛋黄、豌豆、苜蓿、甘蓝、花椰菜、莴苣、大豆油等。

（二）矿物质与老年痴呆

1.钙与老年痴呆

研究发现，血清钙浓度降低，使甲状旁腺素分泌增加，会导致脑内钙的堆积，并通过破坏线粒体功能、降低能量代谢而发生老年痴呆。血钙低可影响自由基代谢，血液中钙和能量不足，会使依赖钙的酶活性下降，造成β-淀粉样蛋白和微管相关蛋白的沉积。富含钙的食物有虾皮、大米、面粉、菠菜、豆奶、小

白菜、豆浆、牛奶等,尤其豆腐煮鱼这道菜极有利于钙的吸收。

2.锌与老年痴呆

锌是许多蛋白质、核酸合成酶的成分,它参与合成的碱性磷酸酶存在于所有神经细胞内,碱性磷酸酶在髓鞘形成和大脑成熟过程中有重要作用。研究发现,脑组织锌含量降低会使神经递质的活性受到影响,影响自由基的清除功能,使脂褐素形成增多,导致老化加速,进而在临床上出现老年痴呆。富含锌的食物有牡蛎、猪瘦肉、花生、猪肝、核桃、萝卜、苹果、黄豆、蛋黄、茄子、牛肉、大白菜、虾皮、海带等。

3.硒与老年痴呆

硒被认为是与谷胱甘肽过氧化物酶活性相关的一种微量元素,硒可能是一种防卫因子,通过提高谷胱甘肽过氧化物酶的活性起到抗自由基、抗氧化的防卫作用,从而提高老年人群的认知功能,降低老年痴呆的发病率。玉米中含有大量的硒,平时饮食中也可以多吃一些鱼、虾、洋葱、大蒜,以及甘薯等,对预防老年痴呆不无益处。

4.铝与老年痴呆

铝是人体非必需的微量元素,具有低毒性。研究发现,铝能抑制突触前膜对递质的再摄取,导致脑组织单胺递质降低、神经原纤维缠结及老年斑形成。研究显示,老年痴呆患者的脑组织铝含量明显高于正常人。血清中铝的含量也明显高于正常人对照组。对于铝与老年痴呆的发病关系,目前虽有不同见解,但在日常生活中还是应该尽量避免摄入过量的铝。

另外,研究表明维持其他一些微量元素,如铁、铜、锰等在体内的正常水平,对于防治老年痴呆也至关重要。

（三）乙酰胆碱、脂类与老年痴呆

1.乙酰胆碱与老年痴呆

乙酰胆碱是神经系统信息传递时必需的化合物,大脑内乙酰胆碱含量越高,神经传递信息越快,人反应越敏锐,记忆力越牢固。乙酰胆碱还能充分激活处于休眠状态的脑细胞,使大脑保持高速运转,开发大脑潜力,并延缓血管硬化和预防老年痴呆的发生。

2.卵磷脂与老年痴呆

卵磷脂又称蛋黄素,人体自己不能合成,只能从食物中摄取。它是人体细胞膜的重要组成部分,并且参与神经递质乙酰胆碱的合成,因此补充卵磷脂可延缓记忆力衰退的进程,预防和推迟老年痴呆的发生。富含卵磷脂的食物有鱼脑、蛋黄、猪肝、芝麻、山药、大豆、花生、葵花籽、菌类等。

3.不饱和脂肪酸与老年痴呆

不饱和脂肪酸能促进脑组织发育和神经突触生长、提高增进神经系统功能。缺乏不饱和脂肪酸可导致脑细胞膜的生成障碍、脑细胞死亡以至于老年人认知功能衰退,从而诱发老年痴呆的发生。富含不饱和脂肪酸的食物有大蒜、洋葱、大葱、韭菜、西红柿、冬瓜、海带、香菇、大豆及豆制品、鱼、石榴、山楂、橘子、苹果、奶类以及燕麦、葵花籽、核桃、茶叶等。

(四)其他物质与老年痴呆

1.雌激素与老年痴呆

雌激素有保护神经和增强神经功能的作用,用雌激素治疗女性老年痴呆患者可得到一定临床效果。

2.异黄酮与老年痴呆

异黄酮和人体的激素十分相似,它可与体内的雌激素受体相结合产生相应的生理活性。常食大豆异黄酮食品不仅可以摄取充分的植物蛋白,可预防高脂血症、动脉硬化,也可以预防老年痴呆的发生。

3.多酚类物质与老年痴呆

多酚类物质由40多种化学成分组成,是一组植物中化学元素的统称。多酚类物质具有增加血管弹性、逆转动脉硬化等功能,其抗氧化能力是维生素C的100倍。体外研究表明,食物中的多酚类物质有潜在的抗衰老、保护大脑的作用。富含多酚类物质的食物有苹果、香瓜、芹菜、葱、茶及带葡萄皮酿制的红酒等。

(五)蛋白质、糖类、胆固醇和老年痴呆

蛋白质、糖类和胆固醇等均是大脑必需的营养素。蛋白质是维持大脑功能活动的第一物质,蛋白质缺乏是老年痴呆发生的危险因素之一;糖类是脑细胞活动所需能量的主要来源,老年痴呆患者的糖代谢率降低,给予葡萄糖可提高患者的记忆力;而高胆固醇水平也是老年痴呆的危险因素,且胆固醇水平的高低与老年痴呆的严重程度有关。因此,维持大脑正常代谢所需的物质的正常水平,对预防老年痴呆具有重要意义。

三、食物种类要多样、细嚼慢咽防老年痴呆

老年人不仅要吃得好,还应讲究膳食的合理、科学。膳食中营养种类应齐全,数量充足、比例适当,所供应的营养素要与机体的需求之间保持相对平衡。所以,有人建议老年人采用"地中海式饮食"。

所谓"地中海式饮食"是指有利于健康的、简单的、清淡的及富含营养的饮食。该饮食强调要多吃水果、蔬菜、海鲜、豆类、坚果类食物,其次才是谷类;并且烹饪时要用植物油(含不饱和脂肪酸)来代替动物油(含饱和脂肪酸),尤其提倡使用橄榄油烹饪;强调用低盐,把每天盐的摄入量控制在6g以内,避免进食含有饱和脂肪酸的食物。有学者认为,水果摄入量与老年痴呆发生相关,强调水果摄入量增加可以在一定程度上降低老年痴呆发生的风险。老年人平时应避免反式脂肪酸和饱和脂肪酸的摄入,如避免食用全脂乳制品、红肉、快餐、油炸食品、加工食物等,多进食一些对心脏有益的食品;确保摄入充足的ω-3脂肪酸,如深海鱼类(三文鱼、金枪鱼、鲑鱼、沙丁鱼),或者补充深海鱼油。建议少食多餐,规律饮食有助于使血糖稳定在一定的水平。每天适量饮用绿茶,也有助于预防老年痴呆发生。

"细嚼慢咽增君寿"。日本大学的一项研究显示,大脑中海马功能的衰退,是老年人记忆力下降的组织学原因;而咀嚼能预防老年人海马功能的减退。研究人员认为,咀嚼时脑内海马活动信号增强,是刺激海马功能的好方法,所以吃饭时若细嚼慢咽就能预防老年痴呆的发生。

四、合理膳食

随着年龄的增长,老年人各器官功能逐渐衰退,免疫功能下降,感染性疾病和癌症的发病概率增加。合理膳食,适当补充维生素和微量元素是必要的。中医学认为,老年人衰老的本质是阳虚血瘀。对于阳虚的老年人可经常服用健脾补肾之品,如五子衍宗丸,也可用下列方法。①核桃粥:取核桃30 g,粳米200 g,大枣10枚,洗净后文火熬粥,每日2次口服;②黑芝麻粥:取黑芝麻30 g,粳米100 g,洗净后文火熬粥,加蜂蜜,每日1次口服;③枸杞粥:取枸杞子20 g,小米100 g,瘦肉30 g,蔬菜叶和食盐少许,洗净后文火熬粥,每日2次口服。

第三节　生活方式与预防

一、减肥

瑞典科学家的研究显示,体重指数与老年痴呆的发病率存在一定的关系。肥胖不仅与脑卒中、糖尿病、心脏病等有一定的关联,还与老年痴呆有关。研究显示,肥胖者可加剧脑萎缩,尤其有啤酒肚的中年人到老年时患老年痴呆的风险比一般人高。若将吸烟、高血压、高胆固醇、糖尿病等其他因素计算在内,体重指数为20的人患老年痴呆的概率最低,当指数达到30时,患老年痴呆的概率增加2.5倍。研究人员认为,肥胖可能是诱发老年痴呆的主要原因之一。因此,进入中年以后,要注意调节好日常饮食,适当多参加一些体育锻炼,以防止肥胖带来的不良影响。

二、戒烟限酒,适当进补

有人说,烟中的尼古丁是N-胆碱受体激动剂,可以改善记忆,预防老年痴呆。但研究发现,尼古丁对神经发育有影响,大剂量或长时间尼古丁给药可导致海马中的突触萎缩、减少并破坏记忆功能;德国科学家对吸烟的危害进行了深入的研究,证实长期吸烟者可引起脑动脉硬化,还会导致大脑供血不足,使脑神经细胞发生萎缩和脑组织萎缩,诱发老年痴呆。

每天喝杯葡萄酒或啤酒后体内的甲硫氨酸分解过程会受到干扰,可导致同型半胱氨酸含量升高,损伤大脑细胞;饮酒过量会麻醉中枢神经系统,影响人的判断能力,使自我控制能力下降;长期饮酒对肝的损害最重,使肝功能损坏,最后导致肝硬化、肝癌,北欧人曾以酒代饮料,所以患肝癌者甚多;长期饮酒还刺激胃黏膜,导致胃黏膜糜烂、呕血、便血。所以世界卫生组织曾发表声明,少量饮酒对脑组织有益的说法是错误的,没有充足的科学根据。

三、作息规律,睡眠"充电"

睡眠是一个给人进行清理"内存"并且"充电"的过程。有研究表明,中午1 h左右的午睡,可以使短期记忆提升73%。如果睡眠不好,大脑中的垃圾信息很难清除,累积得多,会造成β-淀粉样蛋白累积。这种物质在细胞基质沉淀聚积后,具有很强的毒性作用,会导致老年斑在神经中形成,大大增加老年痴呆的患病率。因此制定一个规律的睡眠作息时间表,按时入睡、按时起床,则有助于大脑生物钟保持规律应答。如果老年人有失眠的困扰,应尽量减少午睡时间。卧室内不要放置电视或电脑,睡前洗热水澡,做一些简单的伸展运动,睡前应保持精神放松,将有助于睡眠。

四、用进废退,勤奋用脑

成人脑的重量平均为1 400 g,约占体重的2%;每分钟耗氧量为45 mL,占全身耗氧量的20%～25%,每分钟供给大脑的血液量约90 mL,占全身供血量的20%。脑细胞工作时需要的血流量比肌细胞多15～20倍。多用脑时,血流量增加,脑细胞和神经突触活跃、发达,因此脑子越用越聪明。老年人每天虽然有近10万个脑细胞死亡,但一生中仅启用了脑细胞总数的1/4。若能长期坚持脑运动,勤于用脑,脑血管会始终处于舒张状态,给大脑带来更多的营养和氧气。大脑是人体的最高指挥"司令部",大脑只有健康,才能更准确、更协调地指挥全身各系统、各器官的功能活动。有些老年人以为,衣来伸手,饭来张口,什么也不想,什么也不干就是享清福,却不知道,长期不用脑会导致脑细胞死亡,神经突触退化,引发老年痴呆。

大脑的功能锻炼有助于维持大脑活力,降低患老年痴呆的风险。大脑功能锻炼包括学习新知识,如学习一门外语、学习手语、弹奏乐器、阅读报刊或者书籍,培养一种新的爱好。越具有挑战的事情,越是能增加大脑储备。记忆力训练,可以从一些简单的、渐进性的事情开始,如记住全国省会城市名称,也可以配上音乐帮助记忆,还有猜谜游戏等。

健脑活动有助于延缓大脑衰老,预防痴呆,而且时间也不用太长。以下这些做法,可以借鉴、效仿。

(1)手指运动健脑:手指功能的技巧锻炼,可促进思维,健脑益智。

(2)增强脑力劳动:积极培养自己的学习兴趣,参加脑力劳动,既可防病抗衰老,又可预防老年痴呆发生。

(3)补脑益智:常食核桃、黑芝麻、花生、豆制品、玉米、蜂蜜、海藻类、鱼虾、牛奶等有益大脑健康的食品。

(4)按摩健脑:两手十指从前发际到后发际,做"梳头"动作12次,然后两手拇指按在两侧太阳穴,其余四指顶住头顶,做旋转按动,先顺时针转,后逆时针转,各12次。

(5)浴脑锻炼:每日清晨起床后,宜到户外散步或做体操、打太极拳等,使大脑充分得到氧气,唤醒各种神经和肌肉。

善用脑者寿命长。人在高兴时,体内会释放对人体有利的激素、酶和乙酰胆碱,能把脑细胞兴奋状态调到最佳状态。不过,在现实生活中很多人片面理解"生命在于运动",为求长寿只参加体育运动,忽略了积极用脑,其结果只能是"四肢发达,头脑简单",阻挡不了大脑一天天的衰退。因此长寿不仅要锻炼身体,更应注意经常锻炼脑功能。

第四节 运动与预防

据芬兰科学家报道,常运动的人比不运动的人过早死之率低56%,偶尔运动的人比久坐不运动的人死亡率低23%。美国学者观察到80岁以上不运动人群死亡率是运动人群的10倍。可见运动对人寿命的影响是很大的。因为运动能延缓人体衰老,增强人体免疫功能,适量运动对人体各系统功都能产生良好影响,是延缓衰老、预防老年痴呆的重要手段之一。

一、运动对中枢神经系统的影响

适宜的运动可以增强人体的血液循环,加速气体交换,使全身微血管开放从而让大脑得到充足的氧气和营养物质。经常参加体育锻炼可使脑组织细胞得到更多的氧;同时体育锻炼对增加血流量、红细胞数量和血红蛋白含量有着积极作用。此外,经常从事体育锻炼,有助于记忆力和思维能力的提高。

适宜的运动可使大脑皮质神经活动过程的兴奋性、灵活性、均衡性和各中枢之间的协调性得到改善,使脑的紧张状态得到缓解,使反应潜伏期缩短,从而使动作更敏捷,提高工作效率。同时,体育活动可以使老年人红细胞中的超氧化物歧化酶活性增强,从而减少大脑皮质脂褐素的沉积,延缓大脑的老化。

适宜的运动还可以减少心血管疾病的发病率。VD的主要病因就是冠状动脉粥样硬化。多伴有血脂异常,即血清甘油三酯(TG)、总胆固醇(TC)和低密度脂蛋白(LDL)升高,和(或)高密度脂蛋白(HDL)降低等现象。因低密度脂蛋白沉积对冠状动脉管壁内膜有侵蚀作用,而且易在动脉管壁内沉积形成粥样斑块,所以血脂异常是诱发冠状动脉粥样硬化的危险因素。长期有氧运动可促进甘油三酯水解、减少血浆低密度脂蛋白含量、改善血脂异常。因高密度脂蛋白有防止动脉硬化的作用,所以血高密度脂蛋白升高和低密度脂蛋白降低也能够减少脑动脉硬化的危险性。

另外,运动在一定程度上可降低焦虑的产生。研究表明,经常运动的老年人比不参加运动的老年人有更好的认知力,表现在进行需要集中注意力和迅速反应的工作时,其注意力更集中、反应时间缩短。研究表明,长期坚持体育锻炼的老年人比很少参加体育锻炼的老年人感觉记忆、短时记忆、长时记忆都好一些。

二、运动有益健康,注意事项不能忘

老年人在参加运动之前,必须经过严格的身体检查,尤其要做详细的心血管方面的检查,如发现潜在性疾病和危险因素,应引起注意。老年人的运动处方,主要以"安全"为最终目标。如已有心律失常、糖尿病、高血压、心肌梗死、动脉硬化以及肥胖等患者必须经过检查后,依照医生的指示,针对个人开出运动处方,切不可盲目行事。

三、运动处方因人异,避免对抗和竞争运动

世界上绝对没有对每一个人都适用的健康锻炼方法,必须根据个人的目的、身体素质、健康状态、个性特征、兴趣爱好等综合情况,制订与本人实际体质状况相适应的健康锻炼计划,针对性地选择适合自己的健康锻炼方法——运动处方。处方的要点是运动的内容一定要轻松,避免对抗、竞争型的运动,应选择运动强度为运动心率在120次/min左右的运动,每次60 min,每周3次。

虽然许多运动项目老年人都可以参加,但有些运动项目对老年人的身体健康及预防老年痴呆更为有利,如打太极拳、慢跑、快步走、游泳、爬山、跳交际舞等。

手指运动是一种提高记忆力和延缓脑细胞衰老的简单有效的方法。如使用手指旋转钢球或核桃或双手伸展运动。

下列8种运动能有效防止老年痴呆的发生。

(1)快走:快走可以运动腰部的肌肉,提高摄氧量,有助于刺激脑细胞,防止脑细胞退化,对老年痴呆的预防有理想的效果。建议每天上午或傍晚,在空气清新的地方快步走1 h。

(2)慢蹲:慢蹲也是对脑部神经的一种锻炼,慢蹲让处在工作的紧张状态的神经松弛,合理的慢蹲对脑部神经控制能力的提高很有成效。慢蹲的标准做法是:抬头挺胸站立,双足分开与肩同宽,足尖朝向正前方,双手垂于体侧,接着身体慢慢屈膝下蹲,直到大腿与地面平行。双臂在下蹲的同时向前伸直慢慢举起,举到与肩同高的位置,然后慢慢起来还原。下蹲时要保持抬头挺胸,臀部向后坐,同时尽量避免膝盖超过足尖。

(3)走直线:旨在锻炼身体的协调性、灵敏度,有助于防止神经系统的退化,预防老年痴呆的发生。在走直线过程中,应集中精力,控制双足的落点,让它们成为一条直线。

(4)举哑铃:哥伦比亚大学的一项研究发现,举哑铃有助于改善65~75岁老年人的认知功能。研究人员认为,老年人完成简单哑铃运动,有利于提高他们的决策能力。

(5)倒走:反序运动可刺激人的神经系统,提高身体的平衡性和灵敏度,增加身体的协调性,延缓大脑衰老。所以在步行过程中,可选择一定距离进行倒走运动。但一定要保持好身体的重心,防止因重心不稳而摔倒。此外,老年人倒着走时,应选择开阔、平稳的路面,注意安全。

(6)手指操:每一根手指都有神经经过四肢连接到脑,所以运动手指可刺激大脑里不同的中枢。如将小指向内折弯,再向后拔,做屈伸运动10次;将小指按压在桌面上,后用另外一只手反复刺激它;可双手十指交叉用力相握,然后猛力拉开;用手指刺激手掌中央(手心),每次捏20次;经常揉擦中指尖端,每次3分钟。每天可在上述方法中选择2~3种交替使用。平时也要尽量利用各种机会活动手指。

(7)提足跟:提足跟不仅锻炼腿部力量,也可活动神经,因为在足部有着最远端的神经,慢慢提起又放下可锻炼神经控制、协调能力。具体做法:身体挺立站直,保证头颈背腰及腿部用力拉直;目光朝前看,微收下巴,抬头挺胸收腹,双手叉腰;腿部肌肉用力,抬起足跟离开地面约5 cm;保持身体静立,不要左右摇摆,尽量让全身肌肉都有紧张感。

（8）头颈左右旋转：这种运动不但可使脊椎的转动变得灵活，预防老年人椎基底动脉供血不全，还可延缓脑动脉硬化，预防老年痴呆的发生。其方法是先将头颈缓慢地由左向右旋转30圈，再将头颈由右向左旋转30圈，此运动随时随处可做，方法简便。

第五节　心脑疾病与预防

现已明确，心脑血管疾病如高血压、动脉硬化、脑卒中、糖尿病等不仅是老年人易患的常见疾病，同时也是老年痴呆，特别是VD的生物学危险因素。患糖尿病、高血压、脑卒中、高脂血症等心脑血管疾病的老年人患老年痴呆的概率明显高于正常人，特别是高血压，其患老年痴呆的危险率高达31.72%，如果预防和控制好了高血压，就可以减少近1/3老年痴呆的发生。因此，积极预防和治疗各种心脑血管疾病就可以减少老年痴呆发生的可能性（表3-1）。

表3-1　心脑血管病危险因素分类表

主要危险因素	潜在危险因素	社会经济因素/心理行为因素
年龄	超重/肥胖	教育程度（偏低）
家族史	血清总胆固醇升高	经济收入
性别（男性）	胰岛素抵抗、糖代谢异常（空腹或餐后血糖受损）	职业及其变动
高血压	血清脂蛋白—α升高	不健康饮食
吸烟	血管内皮功能受损	缺乏体力活动
血清甘油三酯升高	凝血因子升高	过量饮酒
血清低密度脂蛋白升高	慢性炎症（高敏C反应蛋白升高）	精神紧张（压力）大
血清高密度脂蛋白降低	氧化应激	某些精神疾病
糖尿病	血浆同型半胱氨酸升高	——
肾功能受损	睡眠呼吸障碍	——

第六节　音乐与预防

据研究,音乐具有刺激记忆力的强大作用。音乐能大大激发一个人的活力,使人振奋。当听到或唱起多年以前的歌曲时,人们就自然而然地想起了那个年代的很多往事,甚至一些似乎早已忘记的生活琐事,也会突然出现在脑海中,历历在目,令人唏嘘不已。音乐能大大激发一个人的活力,具有应急和抗焦虑作用。这就是为什么很多人,特别是上了年龄的人钟爱老歌的原因;另外,当人们对一些文字内容的记忆感到比较困难的时候,如果为他加上旋律谱成一首歌时就变得非常容易记忆,而且很多年都不会忘记。同理,通过教老年人学习当下流行的歌曲,刺激他们的短期记忆,就可以让他们保持一个比较好的记忆能力。日本科学家研究发现,音乐可起到调节激素水平的作用。如果利用音乐,将激素水平调节到适当的量,就可以达到预防老年痴呆的作用,这样还可以避免服用激素类药物带来的不良反应。另外,音乐治疗师还可以通过各种各样的音乐、舞蹈刺激老年人的生理功能,提高老年人的活力,改善精神状态,促进他们的社会交往。这些对于维护老年人的身心健康,防止老年痴呆的发生和发展都有积极作用。

第七节　社会心理与预防

人进入老年后,尤其离退休后,常感到悲观失落,没有生活目标,易出现精神抑郁,总觉得自己已是"风烛残年",对家庭、社会作用不大,若加上偶遇意外或生病,会产生诸多不良身心反应,易致或加重老年痴呆的发生。

古人说:"笑一笑十年少。"美国斯坦福大学的研究人员说:"笑是一种原地踏步的运动,能使人延年益寿",笑能引起深呼吸,使肺部扩张,增加肺活量,能使肺功能加强,增进食欲。笑能增强心、肺、肠、胃等内脏器官的功能。笑促进内脏血循环,使氧供应的增加。笑能消除精神和神经紧张,有助于情绪的稳定和睡眠的安稳。愉快的心情能使脑内的内啡肽含量增加,使人产生欣快感。老年人易受"人生七十古来稀"的影响,总有一种"夕阳无限好,只是近黄昏"的感叹,容易产生焦虑、抑郁、悲叹等不健康心理。要知道在一切对人不利的影响中,最能使人短命夭亡的就是不好的情绪和恶劣的心境。而美好的心情比十服良药更能解除生理上的疲劳和痛苦。因此人到老年应学会自我调节,保持良好心态,多与社会接触,多参加集体活动,如唱歌、跳舞、书法比赛、棋类比赛等活动,避免独处,让这些集体活动充实自己的精神生活,使自己有一定的兴趣和追求,始终保持良好的心态。这样既可为自己的晚年生活添增情趣,又可预防老年痴呆的发生。

第八节　发现异常,尽早就诊

由于我国对老年痴呆的研究起步较晚,大众对老年痴呆的认识普遍匮乏,因此造成老年痴呆患者的高发病率、低就诊率的不良局面。更令人痛心的是由于对老年痴呆的一无所知,加上一些老年人讳疾忌医,使部分患者错过了最佳的治疗期,病情在短期内迅速恶化,直至无药可治。因此对于老年痴呆应及早识别、及时就诊、及时治疗、不讳疾忌医,千万不能让老年痴呆的病情发展到无法控制的地步。

一、发现异常,及时检查

如家人发现老年人有以下行为,及时就医。

(1)行为异常,整天呆坐:由原来的衣冠整洁变得不修边幅、生活懒散或无目的的外出,甚至流落街头,或夜间无故吵闹影响家人休息。

(2)性格变化,自私自利:如变得自私、狭隘,对人冷酷无情、情感淡漠,行为退缩、兴趣缺乏、意志衰退,无主动性和进取性,注意力涣散或变得急躁、多疑、顽固、易怒和冲动。

(3)言语异常,语无伦次:在自发言语中出现明显的找词困难;对常用的物品或朋友的名字也说不上来,叫不出来;还常出现错词。

(4)定向障碍,经常迷路:对时间、地点的定向力发生障碍,不知道今天是几月几号、自己现在身处何处,外出经常迷路。

(5)记忆障碍,胡言乱语:近期记忆力减退明显,不能记住最近发生的事情,严重时对往事也出现遗忘,甚至对家人姓名、自己的年龄都不知道,更甚者出现胡言乱语。

(6)思维贫乏,判断困难:综合分析能力减退、分不清主次,甚至不能理解基本常识。日常生活自理能力减退,不能胜任原来熟悉的工作等。

若出现上述症状,家人可通过画钟测试来对患者进行老年痴呆的早期自测、筛查。众多研究显示,画钟测试是一项有效的认知测量方法,其早期诊断老年痴呆的敏感性为80%～90%,其特异性也在80%～90%,有着很高的阳性预测性,可作为早期诊断老年痴呆的指标。

画钟测试操作简单方便,只要一张白纸和一支铅笔,要求患者在白纸上独立画出一个钟,并标出指定的时间,如标出9点15分,并要求受检者在10分钟内完成。

二、筛查检测双并举,早期检测有益处

老年痴呆的漏诊率极高。尤其对早期发病者,既有老年痴呆症状,同时又有许多非老年痴呆症状常被漏诊或被误诊为老年痴呆。造成这种现象的主要原因是老年痴呆症状常常不易被察觉、被人忽略或症状轻微、未给予重视。此时,将病史、体格检查和专门的筛查工具、诊断标准相结合,应用到临床诊断工作中去。尽管这些辅助筛查检测(简称筛检)手段的准确性还有待改进,但许多前瞻性研究表明辅助筛检结果作为诊断:依据可明显改善老年痴呆的检出率(图3-1)。

老年痴呆患者中有很多患者是由药物中毒、代谢紊乱、抑郁和甲状腺功能减退等引起的可逆性老年痴呆或假性老年痴呆。如果能早期诊断、及时治疗,这部分患者将会有一定的逆转,其老年痴呆的早期筛检的最大效益莫过于此。研究提示,此类筛检出来的患者再经过有效地治疗,他们的临床症状都能够得到不同程度的改善。

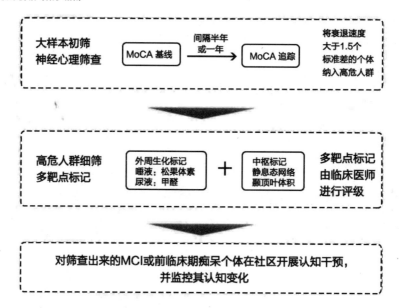

图3-1 基于社区的MCI理想筛查模型

注:MoCA:蒙特利尔认知评估量表

虽然早期筛检还不能有效地预防不可逆老年痴呆的神经系统症状,但对于并发症的早期治疗,可使患者对社会、心理和环境的需求得到满足,从而在一定程度上减缓老年痴呆的发生,因此,对不可逆老年痴呆的早期筛检仍存在潜在的益处。前瞻性研究的证据表明,及时治疗不可逆老年痴呆患者存在的其他症状,也可以在一定程度上改善患者的认知功能。据研究,约有50%的老年智力不良者至少伴有一种其他疾病,经过及时治疗这些并发症及认知功能至少可以得到间断性改善,有1/4的患者可以间断改善1年左右。老年痴呆患者并发的精神症状可通过药物和心理咨询加以治疗。

对患老年痴呆患者的家人、亲属及护理人员来说,早期诊断亦可提供许多方便,使他们在精神、经济上有所准备,尽可能减轻他们的精神和经济压力,也可以避免可能发生的医疗纠纷。老年患者一般体质较弱,有时需要补充营养、进行输液、治疗感染;有时也可能出现需要应急转移、抢救等情况,如若早期发现就不至于出现仓促应对的情况。

三、筛查应有依据,干预要有证据

对于无认知功能衰退症状的老年人,不应进行常规筛查。医师应定期检查老年患者的日常生活自理和工作能力,对随年龄增加而正常出现的认知功能变化应有所认识,加以区别。

四、及时就诊,不讳疾忌医

根据国际阿尔茨海默病协会公布的数据,全世界每3秒就会增加1名老年痴呆病患者。随着年龄的增长,患病概率成倍增长。能意识到自己患病,并到医院及时就诊的患者不到两成。造成这种现象主要有两个原因:一是公众对此病知之甚少,患者亲属错误地认为,老年人的这些反常表现是自然衰老的结果,而不是一种疾病;二是患者自己也不觉得这是病,是老了的必然发展结果,也有患者怕邻居、同伴、同事嘲笑,看不起自己,讳疾忌医。或在医院大吵大闹,不愿意接受事实,很多患者怕自己被确诊而不愿意到医院去治疗。因此,作为家属除了要了解一些老年痴呆的相关知识外,平时也应关注自己身边的老年人,当家中老年人出现记忆力障碍、表达交流困难、脾气行为变化无常等类似老年痴呆症状时,应及时陪伴老年人去医院进行检查诊断,及早治疗,以免病情恶化。对于家中有老年人患有脑梗死(特别是反复脑梗死)、高脂血症、糖尿病、高尿酸血症、甲状腺功能减退症等疾病者平时更应多加关注,把他们作为老年痴呆的高危人群对待,做到早发现、早治疗。作为老年人也应听从子女的安排,不讳疾忌医,特别是自己平时就有上述几种疾病时更应引起重视,对自身出现的一些诸如记忆力减退、经常丢三落四、说完就忘,有时出门找不到路等情况时,不要讳疾忌医,应让自己的家属、亲友及时带自己去专业医院进行检测、诊断与治疗。

第四章 老年痴呆的治疗

由于对老年痴呆发病的关键机制至今尚不清楚,对老年痴呆的治疗也还未找到有效的治疗方法。尽管处于"良医不能措其术,百药无所施其功"的状态,但人类并未就此放弃,医学专家、学者仍在孜孜不倦地进行研制、开发医治老年痴呆的药物。他们从以下4个方面入手:①治疗行为方面的症状,如躁动、压抑、焦虑、冷漠、睡眠障碍或食欲减退等;②治疗老年痴呆的基本症状,如记忆、语言、注意力、定向力、智能等;③延缓疾病进展的程度;④减低疾病的发生。开发、研制出了一些治疗痴呆的药物,虽然这些药物目前只能改善患者的部分症状或对症治疗,但将来一定能取得更大的成果。

第一节 临床医学的治疗

一、阿尔茨海默病的治疗药物

AD的药物治疗主要目标是改善认知和行为功能障碍,减缓疾病的进展或在有可能的情况下预防和延缓疾病的发生。

(一)乙酰胆碱酯酶抑制剂

乙酰胆碱酯酶抑制剂(AChEI)是抑制胆碱酯酶活性的一种化学物质,增加神经递质乙酰胆碱的活性水平和延长活性作用的时间。

1.他克林

他克林是第一个在美国获准治疗AD的可逆性AChEI。该药通过抑制乙酰胆碱酯酶,从而增加乙酰胆碱的浓度,改善AD患者的认知功能。由于本品不良反应多(存在明显的肝毒性和胃肠反应)、半衰期短,患者耐受性差等原因,在临床上已很少使用。

2.多奈哌齐

多奈哌齐属吡啶类衍生物是治疗AD的特异的可逆性乙酰胆碱酯酶抑制剂,是目前治疗AD比较安全的药物,适用于重度AD患者,口服吸收良好,饮食不影响其吸收,可明显改善患者记忆和认知功能。有效剂量是5~10 mg,每日1次,白天服用。不应与抗胆碱药合用,老年与肝、肾病患者不需要调整剂量。

3. 利斯的明

本品属氨基甲酸类衍生物,为第二代可逆性AChEI。它是唯一不经过肝脏代谢的药物,可与其他药物联用,药物相互作用不大,具有较好的耐受性。可以改善或稳定67%的中、重度AD患者的认知功能,口服吸收良好,与食物同服更好。对乙酰胆碱酯酶有抑制作用,升高脑内乙酰胆碱明显。先每日服用3 mg(每次1.5 mg,每日2次),4周后增加到每日6 mg,如能耐受,隔4周后可再增加到每日9 mg。不良反应有恶心、呕吐、厌食等,轻度且一过性。不应与其他抗胆碱药合用。

4. 石杉碱甲

系从石杉科植物蛇足石杉中分离得到的生物碱,为我国研制的第二代AChEI。其与乙酰胆碱酯酶具有完美的嵌合作用,通过血脑屏障进入中枢,对皮质、海马区乙酰胆碱酯酶作用比大脑的其他部分强。其抑制性、选择性高于他科林和加兰他敏,是一种很有发展前途的用于治疗AD的药物。此外,该药还具有明显的抗β-淀粉样蛋白神经毒性和抗氧化作用,从而保护神经、脑细胞,其治疗记忆力障碍的效果显著。每日口服0.1~0.2 mg,每日2次。剂量过大时,可引起胃肠道不适、乏力、头晕等反应,一般可自行消失。

5. 其他药物

除以上治疗AD的AChEI外,还有美曲磷脂、毒扁豆碱及其衍生物和控释制剂。毒扁豆碱因其半衰期短、首过效应强,易产生毒副作用而在临床上使用受限。

(二)胆碱受体激动药

胆碱受体主要是毒蕈碱型胆碱受体(M胆碱受体)和烟碱型胆碱受体(N胆碱受体),尤其是M胆碱受体的选择性激动药。M胆碱受体激动药不但能减轻AD的症状,而且能延缓病情的发展。这类药物有占诺美林、米拉美林等,其中临床证实占诺美林有改善患者认知功能和动作行为症状的作用,但其不良反应如胃肠道不适、心血管方面损害等也比较明显,所以现在试用期治疗的患者也随之减少。

（三）抗氧化剂

抗氧化剂通过消除活性氧或阻止神经细胞的退化发挥作用,使用抗氧化剂治疗 AD 被认为是一种有效途径。

1.维生素类

维生素 E 是最常用的抗氧化剂。维生素 C 和维生素 E 能减少血液中的自由基,而氧自由基是 AD 的病因之一,使用抗氧化剂治疗 AD 被认为是一种有效的途径。它可以阻止神经细胞的退化,通过消除活性氧或阻止其形成来达到阻止神经细胞退化的目的。维生素 C、维生素 E 还具有减少过氧化脂质的生成的作用。有学者给 AD 患者服用高剂量的维生素 C,每日 0.5 g,半年后患者病情均有不同程度的好转。

2.司来吉兰

司来吉兰是选择性的单胺氧化酶抑制剂,可抑制多巴胺的氧化脱氨基作用,预防自由基的形成和神经元的破坏,轻、中度 AD 患者单用或与维生素 E 合用均可延缓老年痴呆的出现。

3.其他药物

褪黑素、银杏叶制剂、丹酚酸 B 等均有较强的抗氧化性。

（四）N–甲基–D–天冬氨酸受体拮抗剂

N–甲基–D–天冬氨酸(NMDA)受体拮抗剂可阻止过量的神经递质——谷氨酸的传递造成的神经毒性,起到保护神经元的作用。代表药物有美金刚。美金刚是用于治疗中重度 AD。它是 NMDA 受体的非竞争性拮抗药,可与 NMDA 受体上的结合位点结合,是第一个用于晚期 AD 的 NMDA 受体的非竞争性拮抗药,其与 AChE 抑制药合用效果更好。口服第 1 周每日 10 mg,以后每日增加 10 mg。维持量:每日 10 mg,每日 2～3 次,需要时可增加剂量。服后有轻微眩晕、不安、头重、口干等。饮酒后可加重不良反应。肾功能不良时减量。

（五）抗精神病药物治疗

治疗 AD 的精神症状如躁动、幻觉、抑郁、焦虑、冷漠等,应选用相应的抗精神病药物治疗。

1.典型抗精神病药物

氯丙嗪、氟哌啶醇等是治疗 AD 行为和心理症状的典型药物,但其缺点是易产生锥体外系反应且严重。

2.非典型抗精神病药物

利培酮、奥氮平、喹硫平等对多种行为和心理症状的疗效要优于经典抗精神病药物,且锥体外系反应症状轻微,对老年AD患者更合适。

3.治疗AD伴轻度焦虑及夜间失眠的药物

本类药物对中枢神经系统有着广泛的抑制作用,产生镇静、催眠和抗惊厥等作用,如奥沙西泮、劳拉西泮、阿普唑仑等。

(六)脑代谢赋活剂

这类药物包括吡拉西坦、茴拉西坦、双氢麦角碱、银杏叶制剂、尼麦角林等。这类药物对部分轻度记忆力减退有一定改善作用,可以刺激尚存活的脑细胞,充分发挥代偿作用;还可以扩张脑血管,改善脑血液循环,增加脑血流量改善脑缺氧,促进思维记忆,促进脑组织代谢,可以稳定患者的情绪、提高注意力。

1.吡拉西坦和茴拉西坦

吡拉西坦属γ-氨基丁酸衍生物。每日口服200 mg,每日3次,1~2个月为1个疗程。在临床上主要治疗记忆力和思维减退。吡拉西坦作用强、起效快,口服后很快从消化道吸收,进入血液并透过血脑屏障到达脑和脑脊液,大脑皮质和嗅球的浓度较脑干中浓度更高。未见明显的不良反应,偶有口干、嗜睡等症状。茴拉西坦对AD患者认知功能减弱、记忆力减退、健忘症,脑血管后遗症等有特定疗效,这与其清除自由基有关。

2.双氢麦角碱

成人口服或含服,每次1 mg或2 mg,每日3次,餐前用,12周为1个疗程。本品适用于治疗慢性脑血管病后期的脑功能减退,轻、中度VD,预防偏头痛和血管性头痛。能阻断交感神经α受体,兴奋多巴胺和5-羟色胺受体,增加脑血流量和脑血液循环。该药口服吸收不完全,肝首过效应明显,生物利用度仅10%左右。

3.银杏叶制剂

银杏叶制剂的有效成分是银杏内酯和黄酮苷,具有预防脑缺血、脑水肿,改善脑功能,防止脂质过氧化对细胞膜的损伤,减轻脑缺血再灌注损伤,清除自由基、保护血管内皮细胞等作用;还能加速神经冲动的传导,对突触传递起易化作用,有利于信息获得、记忆巩固和再现,能改善AD患者的学习记忆障碍,并且不良反应少,可作为AD患者的辅助治疗用药。

4.尼麦角林

尼麦角林口服易吸收,每次5~10 mg,每日3次,生物利用度高。该药能阻断α_1受体,增加脑血流供应,改善脑细胞能量代谢,促进脑细胞蛋白质合成。用于治疗缺血性脑血管疾病,改善短期记忆、长期记忆及智力的恢复。

二、VD的治疗药物

VD的治疗分为预防性治疗和对症治疗两大类。在此治疗中着重介绍对症治疗,所谓对症治疗主要指对认知障碍的处理。目前有关VD的治疗药物按药理作用大致可分为胆碱能系统和非胆碱能系统两大类(表4-1)。

表4-1 VD治疗药物的类型及代表药物

类型	代表药物	作用机制
钙通道阻滞药	尼莫地平	从细胞膜外阻滞钙通道,调节细胞内钙水平、促进神经元再生、增加脑血流量
脑代谢赋活剂	双氢麦角碱、萘呋胺	增加脑血流量、改善脑细胞血氧供应、物质和能量代谢
作用于神经递质的药物	多奈哌齐、石杉碱甲、他克林	乙酰胆碱酯酶抑制作用
神经保护药	美金刚、神经营养因子	促进神经细胞生长、保护神经元、阻止神经退行性行为

(一)作用于非胆碱能系统的药物

这些药物在一定程度上可能对VD患者的认知障碍有一定的改善。

1.抗血小板聚集药

代表药物有阿司匹林或华法林(尤其对于房颤患者),可作为VD常规治疗用药,禁忌症如出血倾向、临终及严重痴呆导致药物依从性差。

2.麦角衍生物

代表药物有双氢麦角碱和尼麦角林,能阻断血管α受体,扩张脑血管,改善脑细胞代谢。

3.血管扩张药

代表药物有萘呋胺。

4.脑代谢赋活剂

此类药物能促进脑细胞摄氧能力,提高对氨基酸、磷脂和葡萄糖的利用,代表药物有吡拉西坦、奥拉西坦和胞二磷胆碱。

5.黄嘌呤衍生物

代表药物有己酮可可碱,该药有改善多发性梗死性痴呆患者症状的作用;另一代表药物丙戊茶碱,为腺苷摄取和磷酸二酯酶抑制药,具有调节星形胶质细胞的作用,对认知功能有改善作用。该药不仅能减轻VD症状,而且还可以减缓病情进展,具有较好的安全性。

6.活血药

代表药物为舒洛地昔。

7.神经营养药物

代表药物有泊替瑞林、盐酸吡硫醇和银杏叶制剂。具有改善血液循环、抗氧化和清除自由基的作用,营养神经介质,改善记忆。

8.钙通道阻滞药

代表药物有尼莫地平,它可以为AD、VD、MD或一些未分类的疾病引起的痴呆患者带来治疗收益。尼莫地平可以显著改善VD患者的认知功能,同时减少此类患者的心脑血管疾病发生率,推荐治疗剂量为每次口服30 mg,每日3次。

9.NMDA受体拮抗剂

许多研究表明,与痴呆有关的皮质神经元脱失与谷氨酸水平增高和对谷氨酸敏感性增强有关。谷氨酸增加使钙离子大量流入神经元,最终导致神经元变性死亡。而NMDA受体是谷氨酸受体之一,参与学习和记忆的生理学过程。缺血可造成NMDA受体过度激活,导致细胞兴奋性毒性,因此NMDA受体拮抗剂可保护皮质神经元免受兴奋性毒性损伤,减少VD的发生。其代表药物美金刚是电压依赖性非竞争性NMDA受体拮抗药,可减轻谷氨酸兴奋性毒性,且不影响谷氨酸受体在学习和记忆方面的作用。

(二)作用于胆碱能系统的药物

这类药物主要为AChEI。由于VD和AD的危险因素、病理生理学和症状学上有很多相似之处。近年来研究发现,胆碱能失衡可能与VD的症状有关,患者的认知功能受损程度与乙酰胆碱酯酶活性相对增高及乙酰胆碱合成减少呈正相关。在确诊VD和AD之前,使用AChEI是妥当的。于是先后开发研制出了他克林、多奈哌齐、利斯的明等AChEI。

1.他克林

因严重的肝脏毒性损害,现已少用。

2.多奈哌齐

多奈哌齐是一种有效的高选择性、非竞争性和可逆性AChEI,口服吸收迅速,半衰期长,易透过血脑屏障。每日口服5~10 mg可明显改善VD患者的认知功能和全脑功能。不良反应有恶心、呕吐、腹泻、疲劳和肌肉痉挛,但在继续治疗中会消失,尚无肝毒性的报告。

3.利斯的明

利斯的明在治疗血管性疾病危险因素中评分较高,采用本品治疗VD获益更显著。利斯的明对中枢乙酰胆碱酯酶的抑制作用比对外周乙酰胆碱酯酶强,对轻、中度VD患者有效。最常见的不良反应有恶心、呕吐、腹泻,未见肝毒性报道。

4.加兰他敏

对VD患者、伴有脑血管疾病的VD患者和其他未分类的痴呆患者给予加兰他敏治疗,6个月后患者的认知功能、日常生活能力及全脑功能状况均获得改善。过量使用时会出现心动过缓、头晕、流涎、支气管痉挛等不良反应。加兰他敏与同类的其他药物不同,它不仅是一种适度的、竞争性的、可逆性的AChEI,同时可调节N胆碱受体,即具有独特双向调节功能。已知N胆碱受体可调节5-羟色胺、多巴胺、谷氨酸以及γ-氨基丁酸在神经通路中的活性,因此,加兰他敏可通过调节N胆碱受体水平,改善患者的情绪心理活动。

5.石杉碱甲

动物实验表明,石杉碱甲能显著改善动物的学习能力、记忆巩固和记忆再现,逆转缺氧、电休克等引起的记忆障碍。临床研究表明,石杉碱甲能改善VD患者的记忆力。不良反应主要是消化道症状和头晕等。

研究表明,众多的神经保护剂、血管扩张药、益智药、抗氧化药的VD治疗效果都不令人满意,而AChEI、丙戊茶碱、美金刚、己酮可可碱、尼麦角林在VD治疗中的疗效得到了肯定。但值得注意的是,一些药物被证明仅对VD的某一亚型(如皮质下VD)有效。此类患者的额叶功能受损症状较多见,经智力评估测验证实,这些药物治疗后症状确实有显著改善。

VD是痴呆中的第二大病因,其发病率随着年龄的增长而增高。与变性疾病引起的痴呆不同,如果能有效控制血管危险因素和卒中复发,VD在一定程度上能够得到预防。因此,除以上对症治疗外,还应重视该病的预防性治疗。

由于老年患者血管性病变在引起老年痴呆之前即已导致不同程度的认知减退,因而对血管危险因素,如高血压、糖尿病、高脂血症等的认识和干预是预防VD的重要措施。

第二节 中医学的治疗

中医学认为,VD属于中医的神志之病,中医强调"形神合一""治形以疗神",所以在临症治疗时,须结合痴呆的病因病机,辨证施治。

一、中医学对血管性痴呆病因病机的论述

中医学认为,VD的发病原因主要是年老肾精亏虚,在卒中的病理基础上附加情志、饮食、劳倦等因素而致。认为本病病位在脑,病理特点是虚实夹杂,故其治疗应以补虚为主,或以祛邪为要,或扶正祛邪并举,以求邪去正安,气血调和,阴阳平衡。具体论述如下。

(一)脏腑虚损,痰瘀阻窍

中医学认为,年老体衰,痰瘀内生,痹阻脑络,蒙蔽清窍,致神明失灵,是VD发病的重要原因;或为年老髓海渐虚,脏衰则虚气流滞,而致痰浊瘀血内生,致使心神失聪、神机失用、记忆匮乏而发生痴呆;该病的病位在心脑,肾虚精亏是痴呆的主要病理基础。

(三)风火痰瘀,兼夹为患

中医学认为,卒中痴呆是因风、火、痰、瘀损伤脑髓,并因气血精气不得上输,痰瘀浊气杂于脑髓而成痴呆;或认为本病病位在脑而不在心,卒中日久,病久入络,风痰瘀阻于清窍,脑络失和,阻蔽神明而发痴呆;或认为老年人阳亢阴虚,阴不济阳,阳化内风,肝风内动,气血痰郁随风阳上,蒙蔽心包、心窍而发为VD。

(四)气虚痰阻,肝阳上冲

中医学认为,本病从虚而起,但其言虚则主气虚,认为由于气虚,血液动力减弱,血流减慢,易于沉积和阻塞。由于气虚,使血管弹性减弱,管腔变窄。血

流受阻,使部分脑组织细胞缺血、缺氧、变性引起脑功能平衡失调,逐渐发展,不断恶化,即造成智力障碍。其次是肝阳与痰热,肝阳之邪可直冲脑脉,使脑部脉络受阻,而痰热之邪蒸蒸上逆,伤阴耗气,扰乱神明,最终使脑功能平衡失调,渐成VD。

二、根据辨证,分型论治

在治疗上中医将本病分为虚、实两类,分而治之。虚属髓海不足者,治宜补肾、填精、益髓为主,佐以化瘀通络,开窍醒神之品,方用补肾益髓汤加味或用补肾益脑汤;肝肾亏虚方用定智汤加减;肝肾阴虚者治宜用知柏地黄丸、转呆定智汤、左归饮等;脾肾不足者治宜用还少丹、归脾汤、金匮肾气丸等。

实证属痰浊阻窍者,治宜用洗心汤、转呆丹等;瘀血内阻者治宜用通窍活血汤等。

有学者又将实证分为:肝阳上亢,方用天麻钩藤饮、镇肝熄风汤加减;心火亢盛,方用黄连解毒汤加味;湿痰阻窍,方用转呆丸加减;气滞血瘀,方用逍遥散合甘麦大枣汤。

也有学者认为本病临床虽有虚实之分,但夹瘀血者居多,故治疗应以活血化瘀为至要。以血瘀为主者,选用补阳还五汤加减;以痰火为主者,选用千金温胆汤加祛瘀通络之品;以肝肾阴虚为主者,选用六味地黄汤合桃仁承气汤加减;以脾虚痰浊为主者,选用转呆丹加活血化瘀药物;以髓海不足为主者,则选用经验方治疗。

三、根据病因病机,进行专法治疗

(一)补肾活血

以补肾活血为基本法则,以补肾益气活血汤为基本方,并结合临床辨证:心肝火盛型用黄连解毒汤;肝肾阴虚型用一贯煎;痰浊阻窍用导痰汤;气滞血瘀则用黄芪、党参各40 g,加川芎、赤芍、全蝎各10 g。

(二)补肾化痰

以地黄饮子化裁,药用干地黄15 g,巴戟天10 g,山茱萸10 g,石斛10 g,肉苁蓉10 g,制附子(先下)5 g,肉桂(后下)3 g,白茯苓10 g,石菖蒲10 g,远志10 g。若见形体肥胖,属痰湿偏重者,加苍术10 g,法半夏10 g,天麻10 g;若症见舌质紫暗,或舌下青筋显露者,加川芎20 g,赤芍10 g。

(三)补肾、化痰、祛瘀

由于本病病机为肾虚、痰阻、血瘀,故宗补肾、涤痰、化瘀之大法而组方为益智灵合剂,药用菟丝子、熟地、巴戟天、丹参、浙贝母、人参、天冬、辛夷、制胆星、法半夏、炙远志。兼痰火扰心者,加用礞石滚痰丸2丸;或黄连、竹茹各6 g。若肝肾阴虚者,加服杞菊地黄丸10 g,或阿胶、山茱萸各10 g;若气郁不舒者,加四制香附丸6 g,或川楝子、石菖蒲各6 g,佛手、郁金各10 g;血瘀阻络明显者,加用丹参注射液8~16 ml,静脉滴注,或川芎、泽兰各10 g;若心肾不交者,加用磁珠丸6 g,或磁石6 g,酸枣仁15 g,五味子10 g。

(四)健脾活血,开窍益智

以健脾活血、开窍益智为法,基本方为磁石(先煎)30 g,土鳖虫5 g,葛根、羌活、藁本、石菖蒲、党参、黄芪、鹿角霜(先煎)、熟地黄、肉苁蓉各15 g,桃仁12 g,红花6 g,兼有气滞血瘀加川芎、丹参;肝肾不足加山茱萸、枸杞子;脾肾两虚加白术、山药、杜仲等;髓海不足加胡桃肉、女贞子、菟丝子;痰浊阻窍加竹茹、胆南星、陈皮等。

(五)化痰逐瘀、开窍醒神

从痰入手,立化痰活血、开窍醒神为法,组方药用:川芎15g,红花10g,石菖蒲10g,郁金10g,天竺黄15g,水蛭(冲服)3g,琥珀(冲服)3g,益智仁15g。辨证加减:化热者加黄芪、栀子、竹茹;兼有心脾两虚者加黄芪、炒山药或人参、龙眼肉;肾精亏虚者加制何首乌、山茱萸、枸杞子;阴虚阳亢者加生地、夏枯草、天麻。

(六)疏肝平肝

钩藤散和抑肝散是中医常用来治疗VD的有效方剂。治疗VD以治肝为主,调整阴阳为大法,攻补兼施,以疏肝气、柔肝阴、养肝血、平肝阳为主,佐以活血化瘀、息风开窍之法,亦疗效满意。

四、专病专方治疗血管性痴呆

用还聪丹胶囊治疗VD总有效率为76.19%;运用益智胶囊治疗老年VD能改善临床症状,改善日常生活能力和神经缺损,总有效率为53.12%;运用益智健脑益智冲剂(方由制何首乌、炙黄芪、川芎、石菖蒲、胆南星等组成)治疗MID轻、中度患者,有效率为76.7%,且MMSE评分明显提高,BBS评分明显降低。

五、中西医结合治疗血管性痴呆

在中医辨证分型的基础上,合用西药抗血小板聚集药、血管扩张药、吡拉西坦及神经营养药物等治疗 VD 患者均取得良好疗效;对于多梗死性痴呆口服中药解语丹加味,同时配合静脉滴注曲克芦丁,穴位注射脑活素治疗 MID,60天后总有效率为83.33%,MMSE 评分平均提高10.4分。

六、穴位疗法

穴位疗法是在中医学整体观念和辨证论治指导下,将辨病和辨证有机结合,不良反应小、方便快捷,是提高临床疗效的可行性方法。穴位疗法可以通过调节神经递质、改善脑血流、保护神经元等机制达到治疗的目的。

(一)针刺疗法

中医学认为,督脉是奇经八脉之一,起于小腹内胞宫,向下过会阴,行于腰背正中。上至项后风府,进入脑内,上行巅顶,故督脉与脑、脊髓关系密切。督脉入脑处,百会穴位于巅顶,神庭、人中、大椎皆与神志相关,督脉长于益气升阳、填充髓海。诸穴相伍可调节大脑功能,益髓增智开窍。以主穴四神针(百会左右各旁开1.5寸①),智三针(本神、神庭、水沟)。配穴为神门、后溪、足三里、太溪。手法与电针配合治疗。取神庭、上星、本神等穴治疗VD,其有效率在80%以上;对MID选取神庭、百会、风池、神门、大钟为主穴,配以丰隆、太冲、太溪、足三里等,采用平补平泻治疗,1个月以后,患者智力和记忆力都较前明显改善。

针药并用:用交替针刺人中、四神聪、本神、足三里、太溪、悬钟及百会、大椎、命门、肝俞、肾俞两组穴位交替使用,配合口服中药复元汤,其疗效明显。或针刺督脉穴风府、百会、人中、命门(加灸),并随症加减取穴,配合内服通脉胶囊治疗VD。

(二)穴位注射疗法

用胞二磷胆碱对百会、风池进行穴位注射,隔日一次,10次为1个疗程,亦取得明显疗效。

(三)电针疗法

用电针取内关、神门或百会、风池、足三里等穴位,并根据不同证型选择配穴治疗VD 42天,取得明显疗效,优于单纯药物治疗。

---

①寸:指中医手指同身寸。

(四)眼针疗法

眼通过经络上连于脑,下连于脏腑,眼与脑、经络和脏腑有着不可分割的关系。眼通过与经络脏腑相通可调节整脑及全身脏腑的异常。有学者取双眼眶外区上下焦、心、肝等穴位治疗VD患者,结果其CDR评分较治疗前均显著下降。

(五)耳穴贴压法

耳穴贴压法是耳针疗法的一种,是将王不留行籽用胶布固定在耳穴,进行压迫刺激的疗法。相比之下,虽刺激强度不及其他针法,但由于此方法无痛苦,易被患者接受,可以进行长期治疗。通过延长刺激时间可以弥补刺激强度不足的缺点,并获得与其他针法相似的疗效。有学者用此法治疗VD并与尼莫地平治疗VD相对照,选用神门、脑、肾、枕耳穴进行贴压法。结果表明,耳穴贴压法治疗VD的效果与尼莫地平治疗相似。

(六)其他疗法

用药、氧、针三联疗法治疗VD。具体为将安息香、牛黄、红花、川芎等中药制成药液,置于氧气湿化瓶中吸入,每次40 min,每日1次,同时针刺头部(颞、顶、枕、颈)4个部位,15 d为1个疗程。

另外,越来越多的研究结果提示,适度的体力运动有益于脑健康。因此,早期依据患者的个体情况制订积极的康复计划和功能训练计划也很重要。

近年来,中医药治疗VD方面已取得了显著进展。西医存在药物作用的有效性和特异性不够、毒性反应较多、使用不便及不易吸收、不能透过血脑屏障,使临床用药受到了一定的限制,况且许多西药还处于试验阶段。在此种情况下,中医以整体观念和辨证论治为理论基础,在诊断、辨证及疗效判定等方面逐渐趋于客观化、规范化和标准化,在延缓VD患者的病情进展,改善患者的全身症状,并在一定程度上改善智力状况等方面显示出了独特的优势。

第三节　音乐治疗在老年痴呆中的应用

随着人们对老年痴呆患者的关注程度日渐增加,改善和调节老年人的精神状况,提高老年人日常生活质量,受到越来越多人的应用。与此同时,许多新型的治疗方法也应运而生。音乐治疗因其具有独特的调整心态、改善情绪、保持生理上的平衡、保健养生、疾病康复以及预防疾病等方面的作用而逐渐被社会和医学界所接受。由于其治疗的独特性、有效性，音乐治疗受到越来越多人们的关注，尤其音乐治疗对老年痴呆的独特作用更是成为当前研究的新热点。

用音乐来治疗疾病早已有之，中国古代就有"以戏代药"之说，我国古代名医朱震曾经说过：乐者，亦为药也。清代吴师机认为："七情之病，看花解闷，听曲消愁，有胜于服药者矣。"古埃及古典著作中，称音乐是"灵魂之药"。

音乐不仅能够影响人的情绪，而且不同的音乐对不同的疾病具有不同的治疗作用。长期的临床实践也证明，有些疾病用药物或现代医疗手段不能有效治疗，而音乐疗法却可以收到意想不到的效果。

一、什么是音乐治疗

说起音乐治疗，或许有人会想，音乐治疗是不是把音乐当成药品一样来用呢？实际上这是一种误解，这是以"生物医学模式"来看待音乐治疗。那么，真正意义上的音乐治疗又是什么呢？

据报道，日本一位音乐治疗师，曾在日本千叶县芳村的一个老年保健院上班。这里有不少能正常说话的严重老年痴呆患者和有各种功能障碍的老年人。治疗师对他们进行音乐治疗：首先，治疗师拉着他们的手，依次向他们打招呼问好；然后根据不同的病情，让他们敲打小鼓等一些简单的乐器或进行一些简单的发音练习；接着是让这些老年人听一些熟悉的歌谣以唤起他们的记忆。据说，当老年人听到熟悉的《桃太郎》这类歌谣时，他们会随着节拍一起拍手，显得十分高兴，这就是一种音乐治疗。与常规的药物治疗方法不同，这种音乐疗法是一种用歌曲和乐器来改善患者病情的治疗方法。治疗对象多是患有老年痴呆、自闭症等疾病的老年人。

简单地说，音乐疗法是运用音乐作为主要治疗手段来治疗疾病的方法，达到康复保健的目的。音乐治疗通过唱歌、听歌、奏乐、舞蹈、短剧、创作等形式，以音乐为媒介，在治疗师的引导下，使音乐行为接近被治疗者的心理内容，使治疗者宣泄内心情感，进而疏通不良情绪、纠正偏离客观存在的甚至是错误的认知，得到愉快的心情感受，最终达到身心健康的目的。

二、音乐治疗是怎样对老年痴呆患者起治疗作用

音乐可以治疗疾病，音乐可以使人身心健康并赋予人们聪明和智慧。那

么音乐是如何治疗老年痴呆的呢？据研究,有人认为音乐可以通过听觉系统作用于大脑,使人体的神经系统、血液系统、呼吸系统、内分泌系统都得到调节。音乐又可以引导人们步入音乐所赋予的意境,使音乐对患者的精神及心理产生巨大的调节作用。音乐是一种强有力的感觉刺激形式和多种感觉体验,对人们身心健康最为有力的声音莫过于音乐。那么,音乐治病的奥秘何在？

研究发现,音乐的治疗作用主要体现在以下4个方面。

(一)音乐治疗的物理作用

从物理学观点来看,人体是由许多有规律的振动系统构成的。人的脑电波运动、心脏搏动、肺的舒缩、肠胃的蠕动和肌肉收缩等约100多种生理活动均具有一定的节奏。不同的音乐也具有不同的节奏、力度、旋律及音调和音色。音乐作用于人体后,便会产生不同的作用。有意的共振能使人体器官协调一致,使相应器官产生兴奋或抑制等不同效应。大脑皮质上的听觉中枢的位置与痛觉中枢相邻,因此,通过音乐刺激造成大脑听觉中枢的兴奋,可有效地抑制相邻的痛觉中枢,提高大脑的兴奋程度。通过神经和体液的调节,促进人体分泌有利于健康的激素或神经递质,从而达到调节血液循环,加强人体代谢,消除疲劳,对抗抑郁、焦虑及其他心理疾病的发生,缓解和减轻心理疾病症状直至康复。还可以使血液中的内啡肽含量增加,降低机体的疼痛。

(二)音乐治疗的生理作用

自古以来,音乐一直被作为一种镇静因子,并且作为缓解紧张和压力的治疗手段。研究证明,听音乐能够影响大脑中相关化学物质的释放,这种物质能够调节情绪,减少攻击性和抑郁情绪,提高睡眠质量。音乐还可以引起各种生理体征(呼吸频率、心跳节律、血压的高低、皮肤温度、肌肉电位、血液中的去甲肾上腺素含量等)的改变,进而明显地促进人体的内部功能稳定,减少紧张、焦虑情绪,使治疗者恢复平静。据研究,某些特有的音乐旋律与节奏能使人的血压降低,基础代谢和呼吸速度减慢。西方国家将音乐配合医疗体系,广泛应用于各种心理和生理治疗之中,他们认为音乐对脑波、血流、激素分泌都会产生影响。

(三)音乐治疗的社会作用

音乐活动如乐器合奏、合唱、音乐游戏、舞蹈等,本身就是一种社会交往活动。通过组织各种音乐活动,为患者提供一个用音乐和语言交流来表达、宣泄内心情感的机会,让患者在情感交流中互相同情、理解和支持。这样,患者各种心理困扰和痛苦得到缓解的同时,也获得了自我表现的机会,从而使其提高自我评价,促进心理健康。

(四)音乐治疗的心理作用

音乐作为一门艺术,它不仅能给我们提供一种精神上的享受,同时还可以表达我们的思想感情,鼓舞我们的意志。优美、轻松、愉快的音乐可以使人心情舒畅、视野开阔;雄壮、激昂、奔放有力的音乐会使人意气风发、热血沸腾。音乐可以使我们的情绪由愉快变为悲伤,也可以使我们的情绪由悲伤转为愉快;它可以使精神紧张,也可以使精神放松。音乐是一种非常神奇的东西,它可以直接影响一个人的内在感情,能使一个人感到满足,诱发一个人的活力,帮助一个人宣泄内在的情绪。

值得指出的是,并不是所有音乐都可以用来治疗的。不同的音乐对人有不同的影响。当音乐激起人的想象时如果处理不当,后果不堪设想。美国曾有一起案件:一个19岁的司机枪杀了拦他并对他进行罚款的警察。律师在为他辩护时说,当他向警察开枪时,他正在听激烈的音乐,这种音乐导致了他的犯罪。陪审团成员也承认音乐在他的行为中起了重要作用。在另一起案件中,一位15岁的少年肯定地交代,他听了一首叫《沉重的金属》的歌,接受了"魔鬼"的指令,犯了枪杀他母亲的罪。

三、音乐治疗的具体实施方法

(一)利用音乐综合性治疗

有目的、有计划地运用音乐对老年痴呆进行综合性治疗。

1.欣赏式音乐疗法

让患者聆听或者观赏事先录制好的音乐、歌剧或现场演奏的音乐。通过聆听、观赏音乐的方式引起患者在心理、生理、认知、精神、情绪等方面的改变,使患病者的神经系统得到调节,从而达到治疗的目的。为此,有些心理学家推荐了一些名曲,认为这些曲目对调节人的生理和心理等方面有一定的功能,并且这些曲目还有一些辅助治疗疾病的作用。如对精神萎靡、情绪忧郁及沮丧者,可用节奏欢乐、节奏明快、旋律流畅、音色优美的乐曲,来达到解除抑郁、振奋精神的目的。诸如《喜洋洋》及《欢乐的天山》。国外的名曲有《第四十交响曲》《忧郁圆舞曲》和《蓝色狂想曲》等。对于高血压冠心病和经常心慌的人,聆听《平沙落雁》《春江花月夜》《雨打芭蕉》《姑苏行》《江南好》及《化蝶》等曲目，能使人镇静、舒心。

2.参与式音乐疗法

患者通过参与音乐行为(演奏、演唱)来达到治疗与康复的目的。参与式音乐疗法分为以下几种：再创式音乐疗法是指患者根据自己的能力参与音乐活动，包括演唱和器乐演奏；创作式音乐疗法是由患者创作音乐，如歌曲的旋律、歌词等；即兴式音乐疗法是由患者自发地演唱或演奏；患者可以单独地与治疗师演奏，也可以在团体中与其他小组成员共同演奏。演奏可以在治疗师设定的规则、形式、情绪等主题下进行。

(二)运用各种现代医疗设施对老年痴呆患者进行音乐物理疗法

1.音乐电疗和音乐电针疗法

音乐电疗和音乐电针疗法是我国独创的两种治疗方法，是在单纯音乐治疗的基础上结合传统的电疗、针刺疗法等方式发展起来的，将音乐疗法与其他疗法有机地结合在一起，疗效更加显著。音乐电针疗法具有刺激穴位和音乐治疗的双重作用。它与传统的针刺穴位一样，通过穴位的刺激，可疏通经络、调和气血、补虚泻实、提高免疫功能；同时，它又兼有音乐的欣赏性和娱乐性，充分发挥音乐的生理、心理功能，尤其是音乐信号经过换能处理，将具有音乐风格和特点的同步电流，刺激经络穴位，对老年痴呆起到类似传统音乐电针甚至优于音乐电针的治疗效果。

2.音乐按摩疗法

音乐按摩疗法是一种非常有效的物理治疗手段。音乐通过脉冲电流的形式作用于局部，这种脉冲电流是低中频电流的集合体，是具有音乐规律的复杂波形的特殊脉冲电流。音乐脉冲电流既具有一定的规律，又是千变万化的，犹如针灸师的各种手法，每一时刻的脉冲电流对人体都是一种新的刺激，因而不会产生适应性。音乐信号分别作用于人体的听觉器官和经穴，达到类似甚至优于传统电针疗法而又避免其缺点的目的。人们喜称这种疗法为"音乐按摩疗法"或叫作"愉快的自然疗法"。这种疗法适用于治疗老年痴呆，在改善患者局部症状的同时，可以让患者最大限度地放松身心，使患者的心理健康状况显著改善，具有身心兼治的独特疗效。目前已有多种型号的音乐电治疗仪器可供使用。

3.音乐体感振动疗法

音乐体感振动疗法,在临床中用于治疗失眠、抑郁、肠易激综合征、神经性厌食、厌学症等疾病,同时也在老年痴呆患者的输血、手术、血液透析的过程中使用,并取得较好的疗效。

四、音乐治疗老年痴呆的疗效

美国曾针对老年痴呆患者开展了相关研究,研究结果证实,音乐治疗对老年痴呆十分有效,主要体现在以下几方面。

(一)功能恢复(或暂时恢复)

音乐自然优美,对患者有很大的感染力。参与音乐治疗可以帮助患者参加社交,帮助患者掌握感情的表达方式。参与音乐的相关活动,能帮助恢复某些技能,如恢复记忆力、稳定情绪、恢复语言功能,还可以刺激储存的记忆,使患者能够想起自己是谁,从音乐中找到自信,感受到成功。

(二)功能改善

患者有些已经丧失的功能不能恢复,但通过音乐治疗可以得到改善。音乐疗法可以帮助患者改善睡眠,让患者情绪稳定,表达能力增强。

(三)功能保持

音乐治疗可以减慢大脑退化,维持稳定性。很多临床实践证明,某些患者已经损失的功能看起来很难恢复,也很难改善,但通过音乐治疗却未再恶化,可以保持现有功能,并且使身体现有的各项功能维持在稳定状态。

(四)改变患者的举止行为及认知

音乐疗法可以改善患者的某些认知及举止行为。当患者有不良情绪时,进行音乐治疗可采取重新定向的办法进行改善。音乐可以引导患者步入音乐所赋予的意境,对患者的精神、行为举止及心理产生巨大的调节作用。

(五)预防作用

音乐疗法无论对人的心理、生理都非常有益。如增加食欲、预防营养不良、强化记忆、预防记忆力减退和思维能力的退化(对轻度、早期患者),使大脑保持、稳定原有功能;音乐疗法可以调整患者的心态,使其与邻里友好相处等。

五、音乐治疗是配合治疗老年痴呆和延缓衰老的一种很有益的方法

随着老年人口的增长,老年痴呆的发病率也在逐渐增多。对于老年人来说,随着年龄的增长,总认为自己有用的年头过去了,整天无所事事,导致一种自我概念的削弱,随之伴随而来的是躯体的不适,抑郁、烦躁、健忘等也接踵而至。当他们在音乐中得到合作的机会,或去演唱、作曲、伴奏、欣赏时,这些问题就会有所转变,他们就会从原先的废弃感和绝望感中走出来。通过参与音乐活动,产生一种快乐之感,使自己重新找回自信心,并大大激发个人的活力,使人振奋,使老年痴呆的发病率降低,也能使已患老年痴呆的老年人临床症状得到改善和缓解。因此,治疗老年痴呆配合音乐治疗是老年痴呆患者的福音。

第四节 高压氧治疗

高压氧是指气体压力超过1个大气压的纯氧,高压氧治疗具有改善脑组织功能的作用。研究表明,因缺氧而损伤的病变部位可通过提高血氧供应达到改善症状的作用。高压氧治疗AD有明确改善血液循环的作用,有效提高临床疗效。

一、高压氧治疗阿尔茨海默病作用机制

(一)提高机体氧分压

人类衰老最重要的变化发生在大脑。低氧使老年人血脑屏障和细胞膜的通透性发生障碍,损害了脑组织内外的物质传递性,尤其影响葡萄糖的运输;同时氧不足也引起营养物质利用障碍,因此低氧症是老年人智力下降、逻辑推理发生障碍的一个重要因素。暴露在高压氧下,体内氧分压、含氧量、氧的有效弥散距离显著增加,血脑屏障通透性增加,增强了葡萄糖、氨基酸等营养物质的代谢,使能量合成增多。高压氧下椎动脉血流增加,使上行网状激活系统氧分压增高。高分压氧对上行网状激活系统的刺激可加速脑清醒,对临床精神症状的改善有所帮助。

高压氧治疗可以促进脑细胞有氧代谢,诱导和加速超氧化物歧化酶(SOD)

的合成,减轻脑缺血再灌注损伤。

高压氧治疗能激活自由基清除途径,减轻氧自由基对脑组织缺血再灌注的损伤并改善临床症状。

高压氧治疗能够改善微循环。高压氧治疗后,患者的血小板聚集率、血浆黏滞度和血细胞比容均降低,红细胞电泳速率增高,改善了微循环,使智力得到提高。高压氧能加速成纤维细胞生长、胶原纤维的形成及毛细血管再生,促进侧支循环建立,阻断缺氧–脑水肿–脑细胞死亡的恶性循环,改善了大脑供氧。

(二)抗氧化作用

高压氧能促进核转录因子红系2相关因子2(Nrf2)的表达。Nrf2是内源性抗氧化防御系统的关键调节蛋白,在氧化应激条件下会与抗氧化反应元件结合,启动下游大量的抗氧化酶基因转录,发挥抗氧化保护作用。国外一些研究认为,如果细胞生长过程快于细胞老化过程,细胞必须有足够的有丝分裂能力,以提高衰老细胞的更新能力。

(三)抑制炎症反应

目前AD的病因和发病机制主要是Aβ学说和Tau蛋白学说。研究表明,神经炎症与Aβ互为因果、与Tau蛋白过度磷酸化也互为因果,也就是说,脑内慢性炎症可以诱发和促进AD的发生、发展。国外学者研究发现,患有口腔疾病的老年患者,其脑内检测出原本存在于口腔的细菌,说明有口腔疾病老年人更易发生AD。高压氧治疗能够更有效地抑制和杀灭厌氧菌,对需氧菌也有较强杀灭作用,配合抗生素疗效更好。

(四)改善失眠引起的AD加重

长期失眠会导致抑郁、焦虑、精神疲乏、认知障碍,也可诱发和加重AD。有专家团队研究发现,严重失眠可促使脑内淀粉样蛋白沉积增加、神经原纤维缠结,促进AD的发生发展。长期严重失眠,使大脑一直处在工作状态,耗氧增加,造成相对缺氧,而轻微缺氧可使大脑兴奋,进一步加重失眠,进入失眠–兴奋–加重失眠的恶性循环。高压氧治疗改善大脑缺氧状态,打破恶性循环,纠正患者失眠,消除疲劳,保护大脑,提高记忆力,增强机体免疫力,从而抑制或减缓AD的发展。

AD患者早期发现是治疗关键。在日常生活中,当患者出现早期轻微症状时,往往容易被忽视而延误治疗。高压氧治疗的早期介入,可使血管内淀粉样蛋白沉积斑块减少、缩小,甚至消失,可阻断轻度认知障碍,延缓疾病进展;高压氧治疗还可以提高细胞线粒体的有氧代谢,诱导轴索发生新的侧支、建立新的突触,促进神经功能恢复。因此,尽早、足量、反复高压氧治疗或将成为治疗AD的新的重要方法之一。

二、高压氧治疗血管性痴呆作用机制

(一)增加血氧含量、提高血氧分压、加大血氧弥散距离、改善脑组织病变部位血液供给

在常温常压下,组织内保存氧的余量平均仅为13 mL/kg,新陈代谢完全靠血液不断供氧。人脑灰质毛细血管中氧的有效弥散半径约为30 μm,而毛细血管间距为60 μm,当近侧毛细血管受损,或因组织水肿使毛细血管间距加大,便无法从远处毛细血管得到氧气。而在高压氧下血氧含量、血氧分压可增至正常呼吸空气时的14倍左右,有效弥散半径可增至60 μm的这种性能无疑使组织具有极强的抗缺氧作用,对病灶组织的氧供极有好处。有学者观察高压氧治疗30例VD患者的脑电图、社会功能活动调查(FAQ)、认识能力30题(CCSE)后,认为高压氧治疗VD的作用机制为通过增加血氧含量,提高脑组织的氧分压,促进ATP的生成,促进可逆性缺氧脑细胞的功能恢复。

(二)降低血液黏滞度,改善微循环

临床发现高压氧能降低血细胞比容;增加红细胞的柔顺性;减少红细胞、血小板的聚集性,使血液黏滞度降低。高压氧这种对微循环的改善必然增加病区的血供和氧供,将有预防和治疗VD的作用。有学者的研究表明,可降低血细胞比容,改善红细胞弹性及减少血小板聚集、降低血小板的活性。董国臣等的研究证实,可降低血液黏滞度,减少白细胞在血管壁的黏附,防止白色微小血栓的出现。

(三)恢复"缺血半暗区"功能,促进神经组织的恢复

正常人脑血流量(CBF)约为0.5 mL/(g·min),VD患者坏死病灶处CBF可趋于0。正常组织与VD病灶间有一处的血流量低下、功能抑制的缺血半暗区。缺血半暗区若适当增加CBF,其功能可恢复。在高压氧作用下,由于该区组织"反盗血"现象而血流增加,加以高压氧下血流量充分,故可能使缺血半暗区神经细胞功能全部或部分得到恢复。有学者观察发现高压氧能够改善系统性红斑狼

疮患者的智能状态,效果优于药物治疗,认为高压氧改善和纠正了脑组织的缺氧状态,特别有利于缺血半暗区内处于功能可逆状态神经细胞的功能恢复,从而改善患者的智能状态。

(四)减轻脑缺血再灌注损伤,减少自由基的损伤

实验观察证明,高压氧治疗后体内超氧化物歧化酶(SOD)增加,SOD是体内抗氧化自由基的主要成分,其含量的增加,说明高压氧治疗有清除氧自由基的作用,从而减轻自由基对脑组织缺血再灌注的损伤并改善VD患者临床症状。

(五)改善痴呆患者智力、记忆力及精神状态

VD患者均有不同程度的智力、记忆力损害及精神症状的失常。高压氧能提高患者的智力及记忆力,改善精神症状。有学者等对40例脑血管疾病进行高压氧治疗,并进行记忆测验,发现患者记忆力得到了明显提高。有学者应用高压氧治疗痴呆患者,且对每一个患者进行了全面的心理学试验,发现患者智力、认知力有明显改善,尤其是短期记忆力和观察力改善明显。

(六)调节NO的分泌

一氧化氮(NO)是属血管内皮因子,由血管内皮细胞分泌的一种活性物质,被称为内源性血小板聚集和黏附抑制剂。高压氧有利于受损的血管壁内皮的修复,调节NO的分泌,从而改善血管的舒缩功能,有利于VD患者脑部损伤的恢复。有实验证明,高压氧可明显恢复大脑、小脑中一氧化氮含酶活性,也使小脑中升高的NO恢复正常,而大脑中降低的NO升高。其双向调节作用可能机制是高压氧纠正脑缺氧,抑制细胞因子的生成,使受损的一氧化氮含酶功能恢复,NO的生成进入生理性过程。

第五节　心理康复治疗

良好的情绪和乐观的精神有利于病情的缓解,应为有MCI和轻度痴呆患者创造一个安静、舒适的养病环境,避免病情进一步恶化。由于患者常表现出喜怒无常、性格暴躁、多疑等情感障碍,因此平时要与患者多交流,尊重患者的人格,要耐心细致,不怕麻烦、多做解释工作,解除其悲观情绪,帮助患者树立战胜疾病的信心,安排和鼓励患者多做一些力所能及的家务。培养多方面的

兴趣,如练习书法、种花、养鱼等,调剂其精神生活,改善心境。对于伴有抑郁症的患者除采取上述措施外,还应对症治疗。

一、老年痴呆患者的心理需求

药物治疗只是老年痴呆防治措施中的一个环节,除了服药以外,还应重视患者的心理调节、智力训练、睡眠、护理等诸多方面。即给予综合康复治疗,才能取得较好的疗效,其中心理治疗有着非常重要的作用。老年痴呆患者最忌孤独,而且因其智力减退,生活不能自理,需要有人陪伴和照料(如果缺乏照料,一些日常生活事件都可能是潜在的危险因素,并且可明显地加速疾病进展和并发症的发生)。老年痴呆患者需要语言的交流、目光的交流和肢体的交流,这种交流实际上就是心理治疗中的"一般心理治疗",虽然这些交流他可能不能理解,他所"表达"的意思你也很难读懂,但只要有这些交流,患者就能远离孤独感,觉得自己生活在人群中,从而使精神神经系统能保持活动,延缓其退行性改变。

二、老年痴呆患者的心理治疗

对老年痴呆患者实施正确的心理治疗和精心的心理护理较药物治疗更为重要,特别是在疾病的早期。虽然要使已丧失的记忆力、理解力、抽象思维能力等完全恢复正常是不可能的,但通过适当的心理治疗,可合理地使用残存的情志功能,使患者的行为维持在相对稳定的水平。老年痴呆患者的心理治疗包括一般心理治疗、行为康复治疗和智力游戏。在形式和方法上与陪教幼童很相似。

(一)一般心理治疗

医护人员尽量多地接触患者。措施有语言交流、眼神交流和肢体交流。语言交流主要是多和老人谈话、聊天。中度以上老年痴呆患者往往不能理解医生的语言,也不能表达自己的内心体验(或者说已没有明确的内心体验),有的只自顾自地说话,但不会影响医护人员实施心理治疗。一是医护人员要做出耐心倾听状,并不时与之对话,促进其思维的活跃。二是带着患者翻看家庭照片(老年痴呆患者远记忆损害较慢),回忆青、中年时期的快乐时光,回想学习、工作的成绩,回顾子女甚至孙辈的成长历程,可以保持或巩固其记忆力。三是强化训练,反复告知医生和陪护者的姓名、患者的居室、床位以及卫生间的位置,要求其辨认;或是训练其记数,从简单的1位数到2位数。四是常与患者拉手,为其梳头,搀扶其散步,陪其看电视、听音乐等。

(二)行为康复治疗

根据患者的痴呆程度、居住环境或病区条件,采取多种方式开展行为康复治疗。最常用的方法有:①分类照片,把家庭成员中几个人的照片混在一起让其分类;②简易康复操,以活动四肢关节、手指为主;③择豆,把2～3种豆类混在一起,带着患者把豆子分类择出来;④折艺,和患者一起折纸飞机、纸船、千纸鹤、火箭等;⑤整理房间,指导患者叠被子、衣服、摆放床头柜上的物品;⑥参照实物画图等。

(三)智力游戏

包括认知、行为的治疗。轻度老年痴呆患者,在行为康复治疗的同时,须增加一些简单的智力游戏训练。①看图、拼图:看图识字、识物,或将散乱的局部图拼组成为一个大的、完整的图案。②搭积木:把积木搭成规定的,或自己喜欢的形状。③其他还有成语解析、回答歇后语、猜谜语。④简单的计算力训练:如问患者"1个苹果5角钱,3个苹果多少钱"等类似的、日常生活中经常运用的简易计算题。老年痴呆程度轻者,训练难度应逐渐加大;老年痴呆程度重者,则降低难度,以促进其智力活动为目的。

三、疗效评估

目前尚无权威的评估标准。可在进行心理治疗的前后详细记录患者的临床表现、近记忆力、瞬时记忆,利用简易智力评定量表、日常生活能力评定量表进行对照比较。临床表现的观察主要是生活自理能力有无增强、减退,自语是否减少,交谈能力有无改变,睡眠节律有无恢复;近记忆力观察是指对近几日发生的事情能否记住,如客人来访情况、伙食情况、出行情况能不能回忆,放置的物品能不能找出;瞬时记忆的评估则可告诉患者一个电话号码,或医生姓名、三个词组,可以重复1～2遍,间隔3～5 min后让患者复述,以不能复述、部分能复述、能够复述三种情况分别为无效、有效、显效。

老年痴呆(特别是AD)发病规律为进行性加重,智力呈不可逆的损害,迄今尚无治愈的报道。根据临床体会,中、西医药物对轻、中度痴呆患者确实有控制症状、保护智能、延缓进展的作用,但药物只是痴呆防治措施中的一个环节,心理治疗和心理护理在痴呆防治过程中有着不可替代的作用。坚持耐心、细致、持久的心理、行为康复治疗,确实能有效地促进老年痴呆患者的智力活动,提高生活质量,延缓病情的进展。如能早期给予老年痴呆患者心理治疗和持续的康复训练,结合中、西药物的调理,甚至还有恢复智力的可能。因此对老年痴呆患者,一定要重视患者的心理调节、智力训练等综合康复治疗,生活护理和心理护理并重,才能收到较好效果。同时建议,老年痴呆患者最好送到配备有精神专科医生的老年病医院或老年科,接受专业的治疗和护理,因为让这些同龄患者在同一个环境里生活,本身就是一种心理调节。

第五章　老年痴呆的护理与照顾者自我调节

第一节　老年痴呆的护理评估与护理原则

在我们日常生活或学习过程中,时常从报纸、杂志、电视电影或各种媒体网站上看到下面这样的故事,部分人群而且越来越多的人群可能正在亲身经历这样的故事。

2017年,刘大爷82岁,金大妈73岁。20年前,刘大爷患上了AD。20年间,他的病情越来越重,从最初的忘东忘西、丢三落四,发展到了离不开人、不知饥饱的地步。2017年10月中旬,刘大爷还走失过一次。提起这次走失一事,金大妈至今心有余悸。

10月9日,国庆黄金周刚刚过去两天,回来团圆的子女儿孙又都开始各忙各的,金大妈家又恢复了往日的清寂。下午,金大妈对刘大爷说:"出去晒会儿太阳吧。"

刘大爷颤颤巍巍地端着一个小板凳,走出单元门,脸上带着一贯的笑容。金大妈说不清他在笑什么,但觉得他比普通人要快乐。"有一次老伴感冒了,带他去医院诊治,儿女们顺便给我们两人做了个全身体检,结果老伴除了痴呆哪儿都正常,我倒是高血压、高血脂、高血糖占全了,心脏也有早搏现象。你别看他痴呆,其实他没什么烦恼,比咱们都快乐,他记得的都是小时候的事,其他记忆都没了,啥也不用操心。"金大妈对记者说。

10 min后,做完家务的金大妈到院子里去看刘大爷,却发现其已不知所踪,院子里只剩下一个空空的小板凳。金大妈慌了神,赶紧给子女打电话。不久,两个儿子和一个女儿迅速赶了回来,一边报警,一边分头寻找。

这已经不是刘大爷第一次走失。2010年春天,他也是趁家人不注意的时候突然离开,家人撒网在全城寻找,也没找到。3天后,刘大爷自己回来了。在他断断续续、有一句没一句的描述中,金大妈知道他曾翻过墙,还曾爬过山,走了很远的路。至于他是怎么找到家的,至今仍是个谜。自那以后,金大妈就加紧了对刘大爷的看护,几乎不让他单独出门,也不带他到别的地方去,甚至逢年过节串门也把他独自留在家里,就怕他哪天走失之后找不到家,永远离开自己和孩子们。"没想到,这样的事情又发生了,都怪我太大意,没看好他。"

谁也无法预料刘大爷走出去以后会发生什么,也无法确定是否还能找到患者。很有可能因为患者家属的一时疏忽,就失去了与亲人再相聚的机会。患者家属的无知使老人丧失了早期治疗延缓疾病进展的机会。在老人最后的几年岁月里,照顾者要如何做才能给老人带来最好的晚年生活?除了给予相应的药物治疗外,护理在老年痴呆的诊疗过程中也占有极其重要的位置,特别是老年痴呆病晚期无法生活自理的患者。

在各种慢性病中,AD和认知障碍目前是导致老年人丧失行动能力、生活无法自理的两大主因。AD患者的护理需求是其他人的4.5倍。护理人员每天花在照料AD患者上的时间平均为6 h,所以很多人不得不放弃本职工作或者转做兼职,以便在家照顾患者。《2022年世界阿尔茨海默病报告》估计:全世界用于AD患者照护的费用超过了6 000亿美元,约占全球GDP的1%。

护理作为治疗老年痴呆策略中的一个重要内容,对于日常生活能力明显减退的中、重度老年痴呆患者护理显得越发重要。因为这类人群已部分丧失或全部丧失生活自理的能力。中国医师协会神经内科医师协会认知障碍疾病专业委员会和中国痴呆与认知障碍写作组组织撰写了《中国痴呆与认知障碍诊治指南(2018年版)》,其中的患者护理部分给我们提供了很好的建议。

一、老年痴呆患者的护理评估

因为老年痴呆患者所处的临床阶段不同,护理的重点也不同。所以老年痴呆的护理也需制订相应的护理计划。而全面评估患者的疾病状态和生活自理能力等是制订护理计划并给予护理措施的第一步。

评估需包括患者的整体病情如患者是否意识清晰、患者的认知功能损害的程度、有无其他行为症状、患者目前的精神状况、患者目前的生活功能以及生活自理能力程度。对痴呆患者疾病状态和生活自理能力等的评估应至少每6个月1次,评估时需详细记录患者以下几方面的变化:①日常生活能力的变化,包括进食、穿衣、上厕所、洗澡、运动能力、管理财务和就医的能力。②认知功能的变化,包括记忆力是否进一步减退、定向力有无障碍、计算力、注意力等状况。③是否伴随精神行为症状,包括抑郁、焦虑、谵妄、幻觉、脱抑制等。④患者的病情变化,包括突发的生命指征变化,新发躯体症状以及认知、日常活动能力及行为变化等。⑤评估患者的居住环境的舒适程度及其安全性,了解患者生活习惯、护理需求。⑥评估患者的决策能力,决定患者是否需要监护者。⑦评估服药情况和护理的需求,测评是否需要制订临终护理计划。⑧评估患者的家庭和社会支持系统,确认患者的主要照顾者,并对照顾者的心理和生理健康也予以评价。

日本老年痴呆专家认为,家人的关爱是治疗老年性痴呆的良药。一般来说,父母年龄越大,与子女交流的机会越少,年轻人总是抱怨和老人交流有代沟,或是以自己没时间为借口拒绝和老人谈话,当老人被寂寞、悲伤、不安、无所事事等不良情绪笼罩时,便很容易患老年痴呆。有心的子女,每天用 20 ~ 30 min 的时间,以茶点为伴和老年人谈话,让他们回忆开心事、高兴事、骄傲事,可以有效地增强老人的幸福感。

二、老年痴呆患者的护理原则

护理作为老年痴呆患者的重要部分,应当引起我们足够的重视。延缓病情发展并提高患者的生活质量是护理老年痴呆患者的基本原则。作为家属或老年痴呆专门的护理人员,我们应该详细掌握这些基本原则或要点,才能最大可能地提高老年痴呆患者的生活质量。具体的内容包括以下几个部分。

(1)照顾者应当掌握疾病相关的基础理论知识和发展规律,明确这种疾病的性质,了解疾病每个发展阶段的基本特点,掌握这些基本知识和发展规律以后,才能进一步提高照顾者照顾患者的意愿和对患者的照料能力。如果对该病本身缺乏了解,则会忽视患者很多生活方面的问题。

(2)照顾者应该在照料患者的过程中主动寻求家庭成员的帮助,尤其对于中、晚期患者,护理的工作量很大,家庭成员的帮助在一定程度上能够减少患者护理者的工作量和缓解其心理压力。

(3)照顾者应为老年痴呆患者构建适宜的生活环境,尽可能保持物质环境长期稳定,患者所处的空间环境无明显的变动有助于增强患者的安全感和依存性。

（4）照顾者应当建立相应的支持系统以帮助患者最大化保留生活能力，比如可以利用各种提示物（包括书刊、报纸、音乐、照片等）增加对患者感官刺激等。

（5）照顾者在照料的过程中应该充分尊重患者的尊严、隐私，不能因为患者疾病带来的一些不当行为而剥夺、污蔑患者人格，在护理的过程中以爱护患者为主，不能辱骂或过度批评患者。

（6）通过言语鼓励或赞赏等行为提高患者的自信心和成就感，这样的护理有助于顺利接触痴呆患者，并完成护理计划。

（7）尽可能提供身心统一的整体护理，在护理过程中多使用肢体语言进行交流以增进护理者和患者之间的亲和力，同时最好使用非药物方法处理患者因疾病发展表现出的异常行为。

（8）照顾者和家属与患者之间要保持友好关系，这样利于改善患者的整体状态。

（9）照顾者需注意潜在性的危险和意外，看护患者，不要让患者独立外出，以免发生迷路或丢失。

第二节　老年痴呆不同发展阶段的护理

患者所处的疾病临床阶段不同，护理需关注的重点也存在差异。越来越多的专家认为对于早期老年痴呆患者应当采取与中、晚期老年痴呆不同的护理方法，下面以 AD 为例讲述不同阶段的护理。

一、早期阿尔茨海默病患者的护理

在 AD 早期，患者症状不明显，疾病进展相对缓慢，患者有较多机会保持和提高生活质量，参与治疗计划或护理计划的制订也比较容易，同时还可对制订的未来生活计划提供相应意见。照顾者及家属应当关注早期 AD 患者的特定需求。

轻度 AD 患者早期以记忆力减退为主，认知功能有一定保留，因此护理过程中应当积极开展适当的肌肉松弛锻炼，通过适当的方法刺激认知功能和训练正确学习有助于改善和维持患者记忆、语言等认知功能。既往一些科学研究发现,音乐治疗、回忆治疗和视频治疗等多种感官刺激方法可以有助于改善轻度AD患者的生活质量。

本书提供多种非药物干预方法,照顾者或家属在护理过程中可选择使用几种方法综合提高患者认知功能:①通过认知训练和记忆康复等来提高患者的认知功能。②在患者可耐受的范围内尽量进行适当的关节锻炼有助于提高患者的肌力、平衡性和协调性,锻炼本身还可以提高患者的身体素质,对其他多种疾病的控制也有益处。③通过艺术、写作、参与社交等综合的娱乐性治疗来提高认知功能。④参加支持性小组(持续、非时间限制)。⑤保持高质量的睡眠对患者症状的改善有不可忽视的作用,通过改善睡眠环境,减少不当刺激来提高老年患者的睡眠质量。⑥每6个月评估一次患者的驾驶能力,若患者在驾驶方面的能力受到影响,应避免让患者驾驶车辆。⑦个性化的活动指导,通过使用电话、电脑或培养兴趣爱好来提高患者的独立性;使用各种提示物来帮助患者维护现存功能。

二、中期阿尔茨海默病患者的护理

在AD中期,患者记忆力进一步丧失,认知功能进一步损害,存在语言困难、失认、失用等症状,计划和决策能力的丧失均有所加重。精神行为改变在本阶段更为明显,随着疾病的进展还会出现部分行为和心理问题。在此阶段的护理中,应更加重视提供舒适环境,并以保证患者安全为第一位。根据患者临床症状的评估结果帮助AD患者制订规律的生活计划,还需定期评估患者的安全和潜在危险,是否存在药物不良反应以及环境威胁如接触煤气、火、电等危险物品。在护理过程中应该注意以下潜在的几类危险,包括:①患者可能失去使用部分工具的能力,平时常用的工具比如电炉、微波炉、电吹风、电动工具等可能成为威胁患者安全的潜在因素,一旦发现患者已不具备使用这些工具的能力,应尽早将患者与这些工具隔离,以免发生危险。②厨房内的用具,尤其是菜刀、水果刀、叉、剪刀也是潜在的危险物品,应隐藏锁住,尽量避免患者接触,以免患者伤害自己或家人。③在患者的活动范围内,保证摆放的物品对患者安全。④在某些区域关掉电、煤气等危险物品。⑤定期检测电路,防止电线悬挂在空中,在电源插座应加放电源封口。⑥禁止患者单独外出,以免走失。

另外,护理人员及家属在该阶段应更加重视与患者的感情交流。可运用多种手段包括语言、肢体语言和倾听等与患者进行沟通,帮助患者建立良好的社会支持系统。照顾者可以通过一些实用的方法如设置提示物等来帮助患者弥补认知功能损害。继续开展认知训练和躯体锻炼。此阶段虽然患者的精神行为改变较为明显，在护理上还应以非药物干预的方法控制、减少患者的异常行为，谨慎使用或不要使用身体约束。

三、晚期阿尔茨海默病患者的护理

在 AD 晚期阶段，患者生活完全不能自理，自主行动困难，认知功能进一步下降，理解和语言能力进一步减退。精神行为问题更为突出，如抑郁、激惹等。此外，晚期 AD 患者晚期因行动困难，需长期卧床，大小便失禁，容易伴发多种严重并发症，如肺炎、泌尿系统感染、压疮、皮肤感染等，并发症是导致 AD 患者死亡的主要原因。

针对此情况，晚期 AD 护理应强调降低并发症的发生率，保证营养供给，维持患者正常生命活动，注意预防压疮，适当辅助活动以防止患者关节畸形和肌肉萎缩。对于部分 AD 患者面临的进食障碍或厌食导致营养不良，更应注意营养供给。对于吞咽障碍患者，要预防进食导致呛咳和呛噎，必要时可予胃管进食，但胃管可能增加患者肺部感染的机会且增加患者不适感。此外，对于长期卧床的患者，应预防压疮，保护患者的皮肤。卧床患者应定时辅助进行肢体关节的被动活动，保持肢体功能位置，防止关节畸形和肌肉萎缩。

第三节　老年痴呆日常护理措施

以上讲述了老年痴呆的护理原则及不同临床阶段的护理重点，下面我们将详细讲述每个方面的护理要点，以 AD 为例，包括对患者饮食、睡眠、安全、康复等方面的护理措施。

一、起居护理

中、晚期 AD 患者的日常生活自理能力明显下降，护理人员要根据天气变化给患者增减衣物，预防感冒或中暑。患者的衣服最好选用纯棉材质，以免化学纤维对老年人皮肤造成不适，也为了以防万一，意外着火时衣物黏在身上。同时衣服尽量宽松，便于穿脱。患者所处的生活环境应定时开窗通风，保持室内空气清新。重视患者的个人清洁卫生，早晚督促患者刷牙漱口，定期督促或协助患者洗澡更衣，修剪指甲等。

要督促、训练早、中期AD患者养成按时排便的习惯,掌握患者排便规律,按时提醒患者如厕,尽量避免患者便秘或在床边或地上大小便。对于顽固性便秘的患者,可在饮食中适当增加膳食纤维,必要时给予润肠通便药物,如发生失禁时要及时更换衣物,保持清洁。长期卧床患者要定时翻身拍背,防止压疮的形成。

二、饮食护理

良好的饮食护理是AD护理过程中的重要组成部分。患者进食的过程应尽量采用坐位或半坐位进食,这种体位可利于食物在重力作用下向下进入食管和胃,使食物容易被摄入和吞咽,防止噎食。进食后不应立即躺下,应继续让患者坐30分钟及以上,以免发生食物逆流和防止将残余食物误吸入气道引起窒息。

学者通过研究证实,在日常生活中多食用鱼、蔬菜、豆类、水果、谷类以及含不饱和脂肪酸高的食物,较少食用含饱和脂肪酸高的食物可明显降低AD的发病率。同时,AD患者的食物应该软硬度适中,将食物尽量切成小块,去除肉类中的骨头或鱼肉中的鱼刺,以防在吞咽过程中损伤食管。食物的温度适中,减少食用较干的食物或黏性大的食物,如汤圆等。

患者使用的餐具最好选择不易破损的不锈钢制品,避免使用玻璃或陶瓷类餐具,以免容易破碎或伤害患者。可以把多种食物放到同一个容器里方便食用。照顾者应鼓励患者自己进食,但进食过程应有人看护,AD患者进食常常缓慢,不应催促,以防噎食。

我国学者通过对67例AD患者的护理研究经验,指出对晚期丧失吞咽能力的AD患者,可轻压患者喉头或嘴唇,提醒他吞咽、预防呛咳。对不能自主进食的患者,喂食要注意食物温度适中、大小合适,一次进食量要适中,每次吞咽后嘱咐患者反复做几次吞咽动作,确保食物全部咽下,一口咽下后再喂第二口以防噎食及呛咳。对少数食欲亢进、暴饮暴食者,要适当限制食量。

三、睡眠护理

睡眠障碍是AD患者常见的临床症状之一,改善睡眠质量是改善患者生活质量的重要组成部分。患者的睡眠环境以安静、舒适为主,尽量减少外界对视觉、嗅觉、触觉等感觉器官的不良刺激,以保证患者睡眠质量。床铺应保持整洁,不宜太软,以免翻身困难,可在卧室内放置尿壶或者便器,以方便患者夜间如厕。室内保持适宜的温度,冬季以 16～20°C 为宜,夏季以 25～28°C 为宜,湿度保持在 50%～60% 为宜。

鼓励患者养成有规律的生活起居习惯,根据病情制订患者可接受的日间活动量,限制白天小睡时间或尽量避免患者白天小睡,以利于患者夜间睡眠质量,培养患者良好的睡眠习惯。入睡前可洗温水澡或者泡脚,也可以选择聆听优美的轻音乐,以营造舒适的睡眠状态,睡前应避免过度兴奋,对于失眠严重者可予适当药物辅助入睡。

四、环境安全

在 AD 患者的护理过程中,安全方面的护理尤为重要。提供安全舒适的环境,预防患者跌倒、误服、误吸、自伤或伤人、走失等是 AD 患者护理过程中最为常见的家庭护理安全问题。

患者的生活环境的布局力求安全、简单、整洁,家具设施应便于患者活动,厕所最好使用坐式马桶,并在旁边设置扶手架,以防患者久蹲头晕。地面应当防滑,无障碍物,尽可能为患者创造安全便利的生活环境。床铺尽量靠墙,高度及宽度要适宜,净高一般不超过 40 cm,床边应设床档。避免患者单独接触危险物品,锐器妥善放置。及时倾倒垃圾桶,防止患者翻找垃圾后食用。

AD 患者外出应有人陪伴,并在其口袋内放置安全卡片,注明姓名、住址、联系人电话等内容,以便其走丢时能尽快与家人联系。

五、服药安全

AD 患者服药多不合作,但药物治疗可能是部分患者治疗中不可或缺的部分。周密的家庭用药护理能够避免患者出现多服、漏服或误服等不良服药安全问题。护理者应能及时观察药物的疗效及不良反应。

针对漏服药的问题,照顾者可以用不同颜色的药杯,分早、中、晚服用,每晚摆好第二天的药,并把药杯放在容易看到的地方,由照顾者按次看护患者服用,切忌交给患者自行保管或服用。

对于不愿服药的患者要耐心解释并督促,并且最好在吃药后检查患者口腔,防止吐药或藏药,必要时将药物混入饭中服下。不宜吞服药片者,可将药片掰成小粒或研碎溶于水中服用。要细心观察服药后的反应,及时反馈给医生,以便及时调整给药方案。

六、康复护理

对轻度AD只有记忆力障碍患者,尽可能让患者生活自理,必要时给予协助。鼓励患者参加各种社会活动,可进行看电视、看报等一般活动,使患者与周围环境有一定的接触以分散病态思维,通过相应的活动培养患者对生活的兴趣,延缓认知功能衰退。

对于中、晚期AD患者则要花一定时间帮助和训练患者生活自理能力,包括洗脸、刷牙、吃饭、穿脱衣服、如厕大小便等一般起居生活活动,护理者可先作示范,再让患者模仿,配合口头提示,反复多次至单独完成。可制订一定的训练步骤,将整个练习分成若干小部分,一步一步训练。相关学者通过对66例中重度AD患者进行专业康复训练的研究,结果证实经过康复训练后患者生活自理能力较训练以前明显提高。

七、心理护理

对AD患者发生的一些神经精神症状和行为变化,家庭护理者应清楚是由疾病所致,要尽可能理解和宽容患者,给予患者关爱。可多与患者交谈或沟通,耐心听取患者的诉说,从情感上减轻患者的孤独感。

AD患者的远期记忆往往较近期记忆更为清晰,所以与远期记忆有关的刺激可能比当前的环境刺激更易于触动患者。因此通过多鼓励患者回忆过去美好的经历可有助于患者保持愉快的心情,积极配合护理和治疗。

在护理过程中尽量满足患者的合理要求,要通过不同的方式开导患者。有计划、有目的的与患者交谈,在情感上与患者沟通,以促进疾病的稳定与缓解。

AD患者起病隐匿、病程长、患病率高,严重影响老年人的身心健康,同时给社会、家庭和个人带来沉重的负担。家庭不仅是AD患者最熟悉和安全的护理场所,而且在家庭进行护理还可以有效降低社会和家庭的经济负担。因此,如何为AD患者提供良好的家庭护理就显得尤为重要。

在家庭护理工作中要不断地总结护理经验,既要充分利用家庭良好温馨的环境和氛围,又要积极寻求社区或医院的建议或支持来解决遇到的护理困难和缓解照顾者及家属的压力。

在护理过程中,应结合患者所处的阶段及表现的症状改变患者的护理方式,尽量使患者在得到全面照顾、延长生命的同时,又能最大限度地调整患者的身体机能和心理状态,使AD患者的生活更加舒适和愉快。

第六章 老年痴呆的生活促进

本章秉持非药物治疗的概念,进一步由职能治疗的哲理概念,更深入探讨除了药物治疗之外,以非药物治疗的概念与做法,再加上实际案例分享,分析如何通过各种方式(活动安排、环境改造及辅具应用等)促进老年痴呆患者的生活参与及功能表现。

第一节 理解老年痴呆及其照顾者

只有先理解老年痴呆,才能"对症下药",非药物治疗也是一样。

一、老年痴呆和老人痴呆

也许许多人觉得奇怪,为何近年来老年痴呆患者突然变多了? 其实,过去因为大众对老年痴呆不了解,以及诊断技术的限制,往往病症已经严重到影响生活或已有许多精神行为症状出现,老人才被发现或送医,因此过去常被统称为"老人痴呆"。因社会大众对老年痴呆症的不了解,许多老年痴呆症患者在轻度或中度时没有被发现或被正确诊断出来,也因此对老年痴呆的印象较为负面,反而造成污名化的现象。

二、老年痴呆和需要被照护

延续上一段所述,目前对于老年痴呆的诊断及各种相关管道的倡导,让许多老年痴呆患者可以被早期发现和确诊,即早期诊断、早期治疗,令人感到欣慰。不过,临床研究发现,由于对老年痴呆不理解,另一种情形也常发生。有些患者本来尚未被诊断罹患老年痴呆时(尤其是轻度),生活尚可自理,也过着还算正常的生活(患者往往仍可找到借口解释或代偿),一旦本人或家属知道罹患老年痴呆后,反而生活中许多原本进行的活动却突然都无法继续了,例如:出门怕走失、进厨房怕危险、上厕所怕跌倒或怕弄丢物品干脆代为保管等,有可能是患者本人的担心,也有可能是照顾者的过度关心,反而造成老年痴呆患者的"过度失能"！难道一旦发现患有老年痴呆就表示无法生活自理？或表示进入到需要被重点照顾的阶段？这是值得我们转换角度思考的问题！

三、"适当"的照护才不会"过度失能"

其实,在完全独立与完全依赖中间,可以想象有一条直线,每个点或位置代表每个老年痴呆患者处于不同的功能程度,在这条直线的两个极端的中间有许多代表不同程度的位置(图6-1),并非每个人只有完全独立与完全依赖两种表现,这也是本章所讨论的生活促进可以努力的空间。

完全依赖 ←————————————————→ **完全独立**

图6-1 老年痴呆功能程度是缓缓退化

综上所述,当我们没有给予适当(过多或过少)的协助时,反而会让老年痴呆患者无法发挥尚存的功能,其功能表现将会低于实际能发挥的最大能力,使患者从目前功能状态往完全依赖照护的方向发展,也就是所谓"过度失能"的概念。

四、换个角度看老年痴呆患者

(一)认知退化并非老年痴呆

认知退化是大脑生病了,并非故意找麻烦或什么事都无法做了。

(二)老年痴呆患者还有许多"能"

除了看到他们的问题行为之外,试着去看看他们还有许多功能是可以发挥的,也可以从生命故事中去寻找线索。

(三)老年痴呆患者不是小孩

许多人认为对待老年痴呆患者就像对待小孩就好。但需注意的是,他们毕竟不是小孩子,还是需以对待成人的态度来进行照护与引导,才会让他们觉得被尊重、有成就感。

总而言之,在进行生活促进之前,首先需换个角度看老年痴呆患者,不要忽略老年痴呆这个疾病造成的问题,但也不要觉得老年痴呆患者什么都不能,而视照护为理所当然。对老年痴呆患者给予适当的协助与支持,他们仍然可以发挥最大功能,过着很好的生活。

第二节 生活促进的内涵

延伸上一节的概念,当我们从不同角度去看待老年痴呆及照护这件事之后,会发现他们还可以参与很多活动,只是需要不同程度的协助或支持而已,这才是生活促进的概念。下面深入探讨何谓生活促进。

一、生活参与也是康复的过程

康复的最终目的就是让患者能以各种可能方式继续他想过的生活、做他想做的事情,只有参与生活,才有机会达到这一目的。这里所说的事情,就是在治疗上我们常说的活动,因此,老年痴呆患者能回去参与生活中的各种活动,也是康复过程中重要的一环。

二、能力与功能的区分及相辅相成

能力与功能平时可能代表相同意思,但这里需将其分开来阐述。能力是指我们做一件事情的技能,而功能是指做那件事本身的表现。举例来说,要完成拿水来喝这件事或这个表现时,需要我们有能力运用神经、肌肉来完成。当我们受伤时,能力受损就构成了完成这件事情的障碍。此时,如果能通过治疗介入恢复肌肉或骨骼的动作,便可恢复喝水的能力。但是从表现角度来看,喝水并非只有一个方式,例如换一只手喝、运用辅具喝或请别人帮忙拿等,一样可以完成这个功能。套用到老年痴呆来看,恢复受损的认知功能是其中一个方法,例如药物治疗、认知训练或其他能力训练的介入都是,但是因为能力的恢复有限,就需考虑"功能",即以通过各种方式来实现某一功能,具体方法将在下一节中详细叙述。

总体来说,生活促进就是于照护上运用以上两种"能(即能力和功能)"的恢复,让老年痴呆患者通过生活参与,达到最大的功能促进。我们照护的目标不必要强求完全恢复能力,而是老年痴呆患者能在他现有的"能"与满足下安适地参与生活活动,这也是生活促进的终极目标。

第三节 生活促进的方法

针对老年痴呆患者的生活促进,可大致分为两大部分,第一部分必须先发现老年痴呆患者的"能",第二部分是通过各种方式发挥老年痴呆患者最大的"能"。

一、第一步,发现老年痴呆患者的"能"

要针对老年痴呆患者给予生活促进,首先是要先发现他们的"能"。在专业治疗过程中,就是通过各种评估了解老年痴呆患者的失能程度,进而找到可以发挥的功能有哪些。在照护人员或老年痴呆患者本人,应该转换看待老年痴呆的角度,看到老年痴呆患者除了各种障碍、问题行为之外,还有许多"能"可以发挥,进而能提供各种信息给治疗人员,这也是进入治疗前必须完成的工作。

(一)评估项目

1.认知功能评估

了解老年痴呆患者的认知功能,常使用MMSE评分作初步评估。当然也可以使用其他认知评估工具做进一步评估,了解各方面的认知功能。

2.日常生活能力

了解目前老年痴呆患者的生活能力,包括日常生活能力及工具性日常生活能力,常用巴氏量表或其他日常生活能力评估工具,以了解目前进行日常生活活动的方式及遇到的问题。

3.生理功能评估

了解目前老年痴呆患者的生理状况,例如听觉、视觉、肢体、感觉及语言沟通能力等,以弄清老年痴呆患者目前遇到的障碍及尚存的功能如何。

4.社会心理功能

包括老年痴呆患者的价值观、个性、兴趣爱好、专长、过去职业及过去的人生故事等,才能更加了解老年痴呆患者的社会心理功能。社会心理功能也是影响其功能表现的因素之一。

(二)常见老年痴呆患者尚存且待发挥的功能

1.熟悉的专长或技巧

老年痴呆患者的专长或技巧,不会因为老年痴呆而消失,如织毛衣、处理家务等,只要给予机会及适当引导,仍可反射性地表现出来。

2.幽默感

幽默感常常是老年痴呆患者还能发挥的功能之一,可以找机会让患者适时发挥出来。

3.情绪记忆／知觉

许多人误以为老年痴呆患者什么都不记得了。其实,就算他们经常搞错时间、地点,但事件带给他们的情绪感知记忆是存在的,他们只是需要更多的线索来提醒他们。举例来说,老年痴呆患者也许忘了某件事情发生的确切时间、地点及过程细节,但仍记得进行过程中的感受,也因此进行过程中的引导,让他们有正向感受或成就感,能让他们对未来更有信心及愿意再次尝试的。

4.社交功能/技巧

过去的生活经历所养成的社交反应及技巧,不会随着老年痴呆而完全消失,尤其许多过去很乐于社交的老年痴呆患者,往往都还保留大部分的社交功能,也能在日常生活中找机会让其发挥。

5.感官偏好/知觉

老年痴呆患者过去的感官偏好及知觉是尚存的功能之一,可以创造机会让患者在生活中发挥这些功能。

6.动作功能

许多老年痴呆患者,尤其是轻度、中度老年痴呆时,肢体功能大多是健全的,因此仍然可以在生活中继续发挥这一功能。

7.音乐反应

许多老年痴呆患者对音乐仍有反应,所以音乐常被用来治疗老年痴呆。

8.长期记忆

老年痴呆患者的短期记忆差,但长期记忆却很好,是老年痴呆患者能发挥的"能"之一,可以运用怀旧的方式,发挥其长处。

9.其他生活

中老年痴呆患者可以参与的活动,请参考表6-1。

表6-1 生活中老年痴呆患者可以参与的活动

活动分类	项目		
家务活动	●擦拭家具灰尘 ●拿桌子 ●擦亮银器 ●吸地板	●折毛巾、衣服 ●熨衣服 ●将袜子分类 ●晾衣服	●调配饮料 ●准备早餐 ●烤饼干或蛋糕 ●制作面包
艺术活动	●制作手工艺制品(如篮子、剪纸艺术)	●从杂志或卡片剪下图片 ●剪报拼贴	●布置装饰品 ●花艺活动 ●绘画活动
户外活动	●喂宠物吃东西(如狗或猫等) ●园艺盆栽活动	●浇花、除草活动 ●清扫树叶、人行道	●户外活动 ●散步
怀旧活动	●生活回忆	●听老歌	●看老照片
个体活动	●制作简单活动计划 ●算术活动	●简单拼图 ●将图卡分类	●将物品分类 ●写信
社交活动	●丢球、接球活动 ●邀请儿童来拜访 ●活动筋骨、跳舞	●玩套环游戏 ●阅读或读诗	●拼字比赛 ●唱歌

(三)生命故事书

临床上除了通过标准化的评估之外,还有一个方法可以帮助老年痴呆患者或照护人员找到患者"能"的蛛丝马迹,也可以弥补正式评估的不足。制作生命故事书通常需要家属的协助,先收集数据,了解老年痴呆患者曾经经历过的所有事情,尤其是丰功伟业,包含曾参与过的事件、获得的奖项等,或者通过过去的照片、用品来收集信息,甚至可以带着老年痴呆患者一起制作故事书,成为有意义的活动安排之一。故事书可以是书面手册的呈现,也可以是电子化的方式。

二、第二步,发挥最大的"能"

能发现老年痴呆患者身上的"能",其实对大多数照护人员而言并不容易。因为如果没有长时间与老年痴呆相处,以及没有经过一段时间的学习,大多数照护人员看到老年痴呆患者往往是负向的"不能"居多,所以能发现"能"已经成功了一大半,下一步就是要把在老年痴呆患者身上发现的"能"进一步发挥出来。

(一)生活安排的概念

生活促进需要通过实际参与生活活动来完成,但并非单纯地让老年痴呆患者回到原本的生活,也不是直接把生活中的活动交给老年痴呆患者。因为受老年痴呆的影响,患者还是会遇到许多问题的,因此,依老年呆症患者的功能保有程度及遇到问题给予不同程度的协助,即生活促进的方法。以下使用环境技能培养计划来介绍生活促进应用的不同方法,此为相关学者经过许多研究及实践所提出的架构,大致上可以分为以下三个方面。

1.操作物品简单化

减少老年痴呆患者生活中使用物品的障碍,其中包括的具体方法如下:

(1)配备辅助器材:配备一些辅具或改造环境减少障碍,如在卫生间安装扶手,方便老年痴呆患者如厕。

(2)清除、重新安排及贴上标签:清除会影响老年痴呆患者参与活动的障碍,如保持走廊通道通畅。许多老年痴呆患者家里常在通道上堆满物品,增加了通行的不便,又不安全,因此需要将通道清理干净。另外,老年痴呆患者在浴室常常拿错洗浴用品,其实只要把洗浴用品分类并有序排列,甚至只要留下老年痴呆患者要拿的用品,即可让其自行完成活动。另外,许多老年痴呆患者找不到房间或是用品,我们可以在环境中或物品上贴上标识,老年痴呆患者即可更快速找到物品,而不是完全协助。

(3)视觉引导:提供更清楚、明确的指引,如形象的图标,老年痴呆患者往往能表现得更好。

(4)强光及阴影:老年痴呆患者常常因为认知受损而出现理解或判断错误,如对阴影或影子的误解,容易发生危险。因此需要更注意生活环境可能产生的阴影或影子,加以处理,以免给老年痴呆患者造成混乱。

(5)颜色对比:在环境中或常用的物品或标识上,使用的颜色对比要鲜明,否则也容易造成不清楚或误判。此外字体的大小也很重要。

(6)减少混乱:如果将混乱无序的环境改造成简单整齐且清楚的环境,可以减少对老年痴呆患者的困扰。

2.活动简单化

老年痴呆患者要参与的活动应简单化,使其容易参与,具体要求如下:

(1)有范围地选择:在老年痴呆患者参与活动时,如果选择太多或太开放式的问法,都容易对老年痴呆患者造成困扰。如询问患者洗澡,常采用封闭式的问法,如直接询问"你要在这里洗还是在那里洗?"(意指都要洗)或者是"走吧,我们现在该洗澡啰";而不使用开放式的问法"你要洗澡吗?"(意指可选择不洗)。另外,可询问老年痴呆患者的想法,也可以给予具体选项加以引导,而不要给予开放抽象的问题,老年痴呆患者会因为答不出来而感到沮丧。

(2)口语/肢体引导:在协助老年痴呆患者参与活动时,给予适当的语言或肢体的引导(需依老年痴呆患者的严重性而弹性调整)。若老年痴呆患者仅需语言提示即可完成活动,则不需给予太多肢体协助;不过有些老年痴呆患者需要某种程度的肢体协助才能进行活动,若仅给予口头提示则无法顺利完成。

(3)写下指导语或操作方法:有些老年痴呆患者可以书面的操作说明作为引导,如操作家用电器的步骤说明,若可以将操作步骤清楚有序地写下来,即可提醒老年痴呆患者按部就班地操作;但有些患者会因为认知功能的退化,在操作顺序上会有困难,仍需协助支持。

(4)将参与活动简单化:先分析老年痴呆患者想要参与的活动,了解此活动需要哪些步骤及需要用到哪些能力,再结合老年痴呆患者目前的功能,对此活动进行调整(如减少步骤或减少阻碍),甚至结合上述其他方式(如写下指导语等),让老年痴呆患者参与活动无障碍。

(5)融入生活作息:将老年痴呆患者参与的活动纳入每天的作息表中,有规律地进行,融入日常生活中。

3.调整社会环境

(1)适度地改变社会环境:社会环境包含人的环境,如照护人员、家属及其他相关人员等,也包含社会的支持度,能否给予友善的支持。

(2)指导并教会每个接触老年痴呆患者的人:所有需要接触老年痴呆患者的人员,包含照护人员、家属及专业人员,都需要持续地沟通并达成共识,才能有较好的支持环境,也才能成功。

(3)自信及沟通技巧:家属或照护人员需要更有效能的自我管理能力、营造社会环境及学习适当的沟通技巧。

(4)一致的互动态度:所有接触老年痴呆患者的人员需有一致的态度对待老年痴呆患者,这个需要经常沟通交流。

（5）整合社会资源：所有接触老年痴呆患者的人员需要协调一致。另外，也需社会的支持，包括社会福利制度或其他社会资源的支持，才能更好地协助老年痴呆患者。

（二）综合应用

对于老年痴呆患者的生活改善，我们可以从人、活动及环境/辅具三方面来看。相关内容如下：

1.人

包括老年痴呆患者、照护人员及专业人员，也包括通过各种训练增强老年痴呆患者的能力；照护人员及专业人员应变换角度和期望值；发现老年痴呆患者各种尚存的功能，以适当的方式引导与协助老年痴呆患者参与生活。

2.活动

通过安排老年痴呆患者参与生活中的各种活动，或者是参与不同团体治疗或活动，让患者有机会发挥目前的最大功能。

3.环境／辅具

活动安排中，配合适当的环境改造或辅具，减少老年痴呆患者参与生活活动的障碍，这也是发挥最大功能的方法。

老年痴呆患者所需的辅具，除了一般失能者会用到的之外，必须考虑其认知障碍。常见的辅具有如下四大类：

（1）提醒类：如智慧药盒（甚至可发出提醒声音的）、日历、闹钟、定时器、备忘笔记本等。

（2）休闲活动类：如各种益智、肢体教具、怀旧教具、简化的大按键遥控器、计算机辅具等。

（3）沟通类：如沟通板、无线电对讲机、电话辅具等。

（4）安全类：如定位追踪器、离床传感器等。

第四节 案例实践应用及分析

一、患者情况评估

患者情况评估案例见表6-2。

表6-2 患者情况评估

基本数据	具体情况	疾病与健康状况	具体情况					
性别	男性	主要诊断	老年痴呆(额颞叶型)					
年龄	56岁	意识状态	清醒					
教育程度	大专	饮食型态	一般饮食(爱吃面)					
语言	普通话	皮肤状况	正常					
婚姻状态	已婚	特殊照护	无					
主要照护人员	妻子、保姆(刚到没多久)	营养状况评估	身高160 cm,体重55 kg,BMI=21					
同住家属	妻子、保姆	基本日常生活活动功能	进食5	移动10	盥洗0	如厕5	洗澡0	总分:65分
			行走10	上下楼梯10	穿脱衣物5	小便控制10	大便控制10	
家庭决策者	妻子	工具性日常生活活动功能	目前皆需协助完成					
—	—	肌力与关节活动度	正常					
—	—	是否使用辅具	目前无					

二、环境评估

自有住房,两层复式结构,楼梯有扶手,空间大且整齐,厕所无门槛障碍,患者的活动空间为卧室和客厅。

三、患者生活简史及状况简述

患者原为自营公司负责人,白手起家,事业有成。直至近两年开始在公司出现怪异行为,才被诊断出老年痴呆。认知退化速度很快,目前由其妻子照护,保姆刚入家中不久,帮忙不多,且其妻也放心不下。患者认知功能持续退化中,但肢体功能尚可。

在日常生活能力方面,患者喜欢吃面,却因无法使用筷子及吃得慢由其妻喂食;上厕所经固定时间提醒可自行完成,但不喜欢洗手;洗澡由其妻协助站着洗澡,洗完后由其妻全程协助穿衣裤。患者过去的生活状态为,工作之余喜欢带家人外出旅游及看棒球(尤其是美国职业棒球大联盟)。目前生活皆需引导与协助,且偶有精神问题。其妻因照护负担及其他家属的不理解与谣言(其他家属怀疑其妻下毒),精神压力较大,曾有自杀记录,目前通过参与宗教团体及心理咨询排解,但仍然感到精神压力大,且身体状况不佳。

四、分析与说明

(一)第一步,找到患者的"能"

1.肢体功能尚佳

此患者虽然认知持续退化,但年龄不大、肢体功能佳,这是具有优势的"能"。

2.沟通及理解能力

患者虽然已有失语现象,无法完整表达及理解,但经评估及观察发现,患者对于熟悉的人仍能简单响应,这是可再尝试发挥的"能"。

3.喜欢吃面

目前患者大多被动由照护人员喂食,但经过评估观察及家属提供信息发现,患者很想自己动手吃面,虽然因腰受挫折而放弃,但也是有潜力值得发挥的"能"。

4.喜欢看棒球

患者虽然因认知退化,目前只能被动地看电视节目,但经评估观察到,播放美国职业棒球大联盟比赛时,患者有一定反应,这也是值得尝试发挥的"能"。

5.可完成部分如厕及洗澡动作

目前患者如厕及洗澡均由照护人员提供协助,但经评估观察发现,患者可在旁人适当提醒之下完成大多如厕及洗澡动作,这也是值得尝试发挥的"能"。

(二)第二步,干预介入及发挥患者的"能"

1.照护人员

首先,向濒临绝望及生病的照护人员介绍相关资源,如老年痴呆支持团体、课程,让照护人员也能开始换个角度看待生病的患者,摆脱"是我欠他的"或"他是故意乱来的"等负面想法。很多照护人员参加了几场团体活动后,也能逐渐发现患者的"能",并愿意继续尝试不同方式协助老年痴呆患者完成日常生活的各种活动。

2.吃面

经过观察发现,患者并非不想自己动手吃面,而是遇到了障碍与挫折,如夹面条容易掉落、左手不会扶着碗、不知如何表达困难及照护人员的催促等,感到沮丧而放弃自己动手进食。因此,从活动安排的角度来看,建议先喂食一部分,留下几口让患者自己进食,让吃面成为"活动安排"融入生活中而非马上放弃。此外,建议改变筷子材质,如用木质筷子增加摩擦力;将面条剪短,以方便夹取。以上皆是通过操作方式及器具的改变(辅具),减少操作的困难。在患者吃面过程中,通过肢体或提醒(而非催促),引导患者学会使用左手固定碗(照护技巧或环境支持)。经过几次的练习,患者已经开始自己吃面,并渐渐增加数量。

3.看棒球

观察发现,患者只会一直重复不停地按电视遥控器,但通过采取生活促进方式尝试,即在患者切换到播放美国职业棒球大联盟比赛的频道时,以肢体或语言提示停止按键,并请家属准备以前患者到美国买的球帽、衣服、照片,引导患者怀旧。患者开始会在看到球赛时停下来增加反应,戴上球帽或穿上球衣,并指着照片改变表情等。经由怀旧、简单分享故事及操作电视遥控器这一系列协助干预措施,可以增进患者的反应度。

4.如厕及洗澡

经过观察发现,患者仍知道要如厕及动作,只是遇到困难无法完成而放弃(有时是家属心急而自行放弃)。其实,如厕及洗澡过程步骤很复杂,有时旁人用肢体或语言提示协助开头,患者会接下去完成后续动作。另外,建议家属在浴室里放置洗澡椅(辅具应用),以及在花洒上加装可升降的架子(环境改造),让患者坐着洗澡时可自己使用花洒冲洗,还可以加贴更明显的标识,让患者容易找到沐浴乳、洗发精或毛巾（环境引导），进而增加患者的功能表现。经过环境改造及引导,患者更多地参与如厕及洗澡活动,并且可以坐在洗澡椅上参与穿脱衣裤的过程,功能表现正在改善。

第七章 与老年痴呆患者的沟通技巧

语言沟通是人与人之间进行对话,进而维持人际关系的重要工具,人们可通过语言将自己内心的想法、观念、情感等表达出来,以满足各种基本需求。非语言行为是另一种沟通方式。有别于认知正常的人,老年痴呆患者随着认知的退化,会渐渐丧失清楚的口语表达,他们在沟通形式方面,非语言行为所占的比例会渐渐大于语言沟通。认识老年痴呆患者的沟通模式并学习如何有效地与他们沟通是专业和非专业照护人员所必备的能力之一。

第一节 老年痴呆患者的沟通障碍

一、老年痴呆患者的沟通方式

老年痴呆患者由于大脑受损部位及认知功能退化程度的差异,患病过程可能有复杂的症状,如听觉、视觉或语言等障碍,因此出现理解和表达的双重困难。老年痴呆患者会应用与一般人不同的沟通方式来表达自己的需求,例如:老年痴呆患者会因命名困难会使用自己造的句子来代替遗忘的句子;因视觉空间障碍与妄想或幻听而出现语无伦次的情况,或者语言流畅但毫无意义;词不达意,即无法顺利及适当地表达出感情及想法;无法了解或误解他人的话及建议;读写缓慢或只能描写或画出单一方向的景物;因无法分辨适宜场合而随意发言或有不适当行为表现而产生社交障碍等,这些都是常见的沟通障碍。更严重的是,老年痴呆患者会出现许多问题行为或急躁行为,影响与照护人员之间的关系。

二、老年痴呆各个阶段的沟通问题

老年痴呆患者的语言沟通障碍持续存在于病程的各个阶段,且随着疾病进展愈来愈严重。不同阶段的沟通问题如下。

(一)老年痴呆初期

近期记忆力减退、命名困难、语言表达不恰当、重复问同样的问题、对地点及时间混淆不清、面对事情变得难以决断,因此在日常生活中,老年痴呆患者易产生负面的情绪与行为。很多时候老年痴呆患者尚能有逻辑地表达信息,但照护人员或周边的人开始对其日常生活表现产生不理解,而老年痴呆患者可能因周围人的不理解而出现退缩或生气。

老年痴呆初期患者对语言辨识有轻度困难,且对理解复杂语言的中心思想有困难,会误解别人的意思或抓不到重点,因此有些老年痴呆患者无法胜任正常工作。再者,因记忆衰退,许多事情无法记清楚、许多较难的词汇或成语也无法如正常人一般能脱口而出,对复杂的沟通对话普遍感到困难;有些老年痴呆患者察觉到自己的语言能力逐渐减退,而无法将自己情绪、内在感受完全表达,为了掩饰语言沟通上的缺陷,会尝试进行补偿,如虚谈现象(缺乏逻辑性也没有重点的谈话,也是一种因记忆力减退,老年痴呆患者为了掩饰困窘而无意识地以虚假内容填补记忆力空缺的一种语言表现)。此外,老年痴呆患者注意力较难集中,经常分神而错失别人所述事情的来龙去脉。上述语言沟通障碍将有损老年痴呆患者的尊严及破坏内心安适的状态,也是引发轻度老年痴呆患者抑郁与焦虑情绪的主因之一。

(二)老年痴呆中期

近期记忆力明显下降、语言表达缺乏逻辑、妄想严重,在沟通时老年痴呆患者常说出重复或难以理解的话语,这可能是疾病症状表现或患者在表达其当时情绪及生理需求。中期老年痴呆患者仍能说出话,甚至有的还能说出一些句子,有时初次接触老年痴呆患者的人会误以为老年痴呆患者属于正常人,不过因为所说的话逻辑性不强,很快便能辨识出此人为老年痴呆患者。此期患者对名词记忆有严重退化,因此会使用代名词代替,如不会说"杯子"而说"装水的";难以维持同一话题,会跳来跳去;难以理解并记住复杂或一次太多步骤的指令;阅读的理解力下降使老年痴呆患者无法做自我阅读;比较特别的是老年痴呆患者不但会用口语表达不真实的妄想,而且所编的故事有时也很长,且内容重复。研究发现,老年痴呆患者的语言躁动行为,如不断抱怨、要求、重复句子、提问题及尖叫等常见的语言沟通问题,可能是老年痴呆患者感受到与他人之间的负向人际互动、被社交隔离或感到孤单时为寻求注意的一种表现。

（三）老年痴呆晚期

此阶段老年痴呆患者的认知功能几乎完全丧失,有的会有终日不语、有的却是成天不断重复单词、单字或喃喃自语,此时会常发出重复声音(如丫丫或叫爸爸! 爸爸!),患者多只能用身体的行为与情绪来表达需求,如口渴时因为不会说出来便可能以玩水或到处洒水的方式来表达;用暴力攻击行为来表达对周围环境的不满或心情不佳;用游走来表达想要去某个地点的欲望,用收集东西来反映自己对某一物品的珍惜;用不当饮食行为来表达不想吃或对照护人员的不满;用当众脱裤子来表示想要上厕所,甚至常用一些怪异行为来表达自我实现的欲望,如有一位患者以前是裁缝,只要拿到剪刀便常将家里的窗帘剪破。

三、照护人员与老年痴呆患者沟通的困境

过去针对照护人员与老年痴呆患者沟通困境的相关研究不多。其中,有学者曾对机构照护人员与老年痴呆患者进行对话分析,发现照护人员与老年痴呆患者沟通时,照护人员经常扮演具有权威性的教育者角色、易有情绪化感受、会与老年痴呆患者争辩、过度使用"只能""只有"、有时会出现逃避的想法等。近期研究发现,"鸡同鸭讲"与"难入内心"是照护人员与老年痴呆患者沟通的两大障碍。"鸡同鸭讲"指的是双方无法进行有效对话,如照护人员对必须重复地回应老年痴呆患者感到无奈,且互不理解;"难入内心"指的是照护人员无法了解老年痴呆患者到底内心需要什么,如感到无法打开老年痴呆患者的心扉、无法了解其语言与非语言行为想要表达的,甚至遇到老年痴呆患者不开心时不知如何安慰。

第二节　与老年痴呆患者建立关系的方法

老年痴呆患者以需求为导向的妥协行为(NDB)这一概念,可用来解释为何老年痴呆症患者通过行为来表达其需求。老年痴呆症患者以需求为导向的妥协行为包含背景因素,如老年痴呆患者的神经功能、认知功能、生活能力及病前性格等特征;身心因素,如老年痴呆患者的生理需求、心理需求及生理社

会环境等。背景因素与身心因素交互作用而导致老年痴呆症患者出现精神行为症状。第二章所介绍的老年痴呆患者常有的精神行为症状（BPSD）是他们为了达到目标及表达需要的一种有意义及有目的的沟通方式，亦即BPSD可视为是老年痴呆患者的一种特定沟通方式，其目的可能是吸引他人注意、表达情绪、生理需求未得到满足或抗议等。这些精神行为症状，如精神症状、日夜颠倒、大小便失禁、游走、攻击行为等，除了会造成生活作息紊乱，更会影响照护人员的情绪（如抑郁）及对老年痴呆患者所提供的照护质量。

一、认识其行为背后表达的需求

（一）四处游走

可能是因为老年痴呆患者对环境不熟悉，想找出口或逃离环境；也可能是患者记忆力减退，忘记要去哪里；还可能是运动神经失常，需要走路运动以宣泄体力等。

（二）躁动行为

可能是老年痴呆患者在进行日常生活活动时感受到压力和挫折的一种情绪宣泄或欲寻求他人的注意。

（三）愤怒情绪

可能是老年痴呆患者无能力表达其需求的一种反弹表现。

（四）重复动作、发出奇怪声音或表现出反对行为时

可能是对照护人员过度语言刺激的一种反抗；当老年痴呆患者囤积物品时，则表示欲保护自己的所有物或对环境持有戒心，自认为应藏起有价值的物品等。

照护人员若未能了解这些问题行为背后的意义，在照护老年痴呆患者时可能面临较多的难题，而且照护人员和老年痴呆患者双方不易获得来自照护所获得的成就感与满足感。与老年痴呆患者建立关系则容易辨识其问题行为所代表的意义，满足老年痴呆患者的各类需求，提升老年痴呆患者照护质量。

二、运用"怀旧"开启沟通之门

怀旧强调回忆的过程是一个愉快的经历，将怀旧运用于老年痴呆患者是一种以"情绪导向"为基础的照护措施，重视怀旧过程中的"情感功能"更胜于"认知功能"。在患病初期、中期老年痴呆患者的长期记忆通常仍是完整且深刻

的,临床上可以运用老年痴呆患者熟悉的事物作为主题进行引导,通过与老年痴呆患者回忆过往故事点滴,唤起过去深刻的生命历程,来开启与他们内心的对话沟通。有句话可以概括老年痴呆患者的说话特性:"一说即忘、怎么说都是过去。"这提示我们当不知道如何与老年痴呆患者开始对话时,直接与之谈过去,就能很快搭起沟通的桥梁。

第三节　与老年痴呆患者的沟通技巧

一、如何评估老年痴呆患者尚存的沟通能力

照护人员尤其是初次接触老年痴呆患者的专业人员在实施照护工作前了解患者到底尚存多少沟通能力,是实现有效照护的关键,可参考表7-1,评估老年痴呆患者对他人的语言理解能力与语言表达能力两个方面。表中前5题是评估老年痴呆症患者的理解能力,由难到易,也就是说老年痴呆患者若能完成第1题和第2题,表示其理解能力尚佳,若仅能完成第5题则其理解能力就比较差了;而后5题是评估老年痴呆患者的表达能力,也是由难到易,也就是说老年痴呆患者若能完成第6题和第7题,表示其表达能力尚佳,若仅能完成第10题则其表达能力就非常有限了。

表7-1　评估老年痴呆患者对他人的语言理解能力与语言表达能力

项目	题目内容
语言理解能力	1. 老年痴呆患者是否了解"对或错""可以或不可以"等抽象对应选择
	2. 老年痴呆患者是否了解您给的两个选项或二选一的指示,如:要吃饭或吃粥
	3. 老年痴呆患者是否了解简单的口语指示,如:去上厕所
	4. 老年痴呆患者是否了解简单的图表或文字指示,如:厕所马桶图、自己房间图示
	5. 老年痴呆患者是否了解肢体指示的含义,如:用手比画吃饭
语言表达能力	6. 老年痴呆患者能否有逻辑地表达一项事物,如:天这么冷,我不想洗澡,会感冒
	7. 老年痴呆患者能否讲出一个完整句子,如:我的手不能倒水
	8. 老年痴呆患者是否会使用简单的语句来表达需求,如:不要洗澡
	9. 老年痴呆患者是否会用攻击性的语言或肢体表达含义
	10. 老年痴呆患者是否会发出声音或用喃喃自语来表达需求

二、与老年痴呆患者有效沟通的策略与方法

(一)与老年痴呆患者沟通的技巧

综合国内外老年痴呆沟通专家学者的理念、学说及临床实践经验,现整理出下列老年痴呆患者沟通的技巧:

(1)首先要注意减少环境干扰。老年痴呆患者因认知障碍而不易专心,嘈杂的环境易让患者误解对话,故需要祥和安静的环境,以保证有良好的沟通效果。

(2)开始接触时要缓慢地从前面接近并有眼神上的接触,以吸引老年痴呆患者的注意力,点头、微笑、轻触(尤其是对重度老年痴呆患者)等是很好的起始技巧。

(3)称呼老年痴呆患者熟悉、喜欢、能让其有反应的名字或称谓,如吴老师、老板娘等。

(4)使用愉悦和日常化的主题来开始交谈,友善或幽默地唠家常会让老年痴呆患者打开心扉,如看到老年痴呆患者在折纸,便与之谈论纸相关的事物。

(5)适当的提问,给予老年痴呆患者定向感,避免一直"挖掘"老年痴呆患者的近期记忆。若为中重度老年痴呆患者,更应避免一直"拷问",即使是简单的提问,如"我叫什么?"不过对轻度老年痴呆患者,则可以视状况提问以刺激其记忆。

(6)一次问一个问题,并给予足够的时间回答。同时问太多问题易使老年痴呆患者混乱而不知如何回答,如:"你早上想吃稀饭吗? 吃完后想回床上或是去散步?"这里有两句问话,应等老年痴呆患者回答第一个再问第二个,或等老年痴呆患者完成第一项活动后再问第二项。

(7)一次给一个指令或选择。很多照护人员会给予太多指示,造成老年痴呆患者无所适从,如:"快去洗澡,洗完要吃早餐,之后要带你去看儿子",这里有三个指令,应等一项活动完成再提醒老年痴呆患者下一项。

(8)语句要简短、使用的词汇要简单明确。要依据老年痴呆症患者的能力控制句子的长短,原则上不论患者的认知障碍严重程度如何都应该尽量简洁,以避免患者产生挫折感。

(9)需老年痴呆患者进行的动作,用肯定句呈现,避免过多项选择,如想让老年痴呆患者洗澡则用"来! 我们去洗澡",而不要说"要洗澡吗?"

(10)直接用具体的字词告诉老年痴呆患者,而不用代名词,如:"穿上那件衣服",而不要说"把它穿起来"。

(11)若不懂老年痴呆患者的意思,则试着猜测患者要表达什么。老年痴呆患者经常会用简单的单字或肢体表达需求,如果不懂先别急着说"听不懂",要有耐心地去猜并用选择题让患者选出。

(12)鼓励老年痴呆患者用她/他自己的方式或肢体表达患者想表达的,允许患者使用自己的语言或肢体表达方式,不要禁止其说此话或做此动作,时间长了,照护人员就能明白老年痴呆患者的意思。

(13)给老年痴呆患者足够时间以理解照护人员说的话。一般来说,正常老年人需要至少6 s的时间才能反应与回答问题,更何况是老年痴呆患者。这考验着照护人员的耐心!

(14)以肢体动作或辅助工具来协助沟通,如手势、身体语言或图表。此方法特别适用于与重度老年痴呆患者沟通,边说边做动作或用老年痴呆患者熟悉的图做辅助都是很有效的方法。如:为老年痴呆患者装上假牙时要让老年痴呆患者张开口,此时照护人员可以一边说"啊……"一边自己大大张口。

(二)与老年痴呆患者沟通应避免的言谈举止

与老年痴呆患者沟通应避免的言谈举止,分述如下:

(1)不要因为老年痴呆患者重听而提高音量,避免被老年痴呆症患者误以为是一种侵略或威胁,应靠近老年痴呆症患者耳边说话或让其戴上助听器后再开始说话。

(2)不要将老年痴呆患者当成小孩子而使用太亲昵的"儿语",如:"我的小宝贝……"

(3)避免说听起来是要老年痴呆患者领情的话,如:"我为你牺牲这么多……"

(4)不要忽略听起来似乎没有意义的话语,而只倾听满意的表述。

(5)避免批判式的评论或质问患者的过错,因为老年痴呆患者的逻辑判断能力有障碍,是无法理解的。

(6)避免突然或是令人讶异的对话,如:"天啊!这里发生了什么事?"

(三)根据老年痴呆患者状况做适宜的沟通

当遇到老年痴呆患者有下列情境时,建议尝试下列方法。

（1）老年痴呆患者没有反应时：可用同样的语句重复您的话。有些时候，特别是环境嘈杂或身体不太舒服时，老年痴呆患者无法一次就听懂照护人员的话，应有耐心地重复同样的话，甚至加上肢体语言。

（2）老年痴呆患者出现妄想时：顺着他的话附和之，绝对不与其争辩事实，避免向其灌注现实感，另外可转移到其他让老年痴呆患者会感兴趣的话题。

（3）老年痴呆患者健忘及反复询问同一件事时：不要直接阻止他，因为这只会让他更想要一直问下去，宜用转移方式响应他，让他忘记刚刚一直要问的问题。

（4）老年痴呆患者情绪低落时：会出现一些负向情绪，应避免"火上加油"，建议从正面引导或从环境周围寻找可对话的素材作话题，转移其负面情绪。

（5）如欲与老年痴呆患者聊天时：可运用怀旧来开启谈话，谈论老年痴呆患者熟悉的过去事物。但必须先了解其过去的生活经验、偏好与喜爱。另外，父母、儿女也是很好的话题。

以上是与老年痴呆患者相处经常会使用到的沟通技巧，但必须注意的是，在使用这些沟通技巧前一定要先对老年痴呆患者尚存的理解与表达能力有所了解，才能选择合适的沟通技巧，也就是说，假设老年痴呆患者已经有重度认知障碍了，仍可以对着老年痴呆患者说简单的话或唱首歌让他听，但不能期待他会对答或有反应，此时非语言沟通，如肢体按摩是传达您对他关心的方式。

第四节　沟通技巧的具体实践

一、沟通实境：与有严重幻想的老年痴呆患者沟通

主题：我爸爸要带我去公园散步。

（一）不良沟通情境

（照护人员进来时，患者穿着运动服及球鞋，坐在床沿。）

N：李奶奶，嗨！散步时间到了，我们去中庭散步吧！

P：我爸爸今天要带我去公园散步。（愉悦的表情。）

N：李奶奶，有吗？你应该知道，你爸爸已经去世十年了！

（一边坐下。）

P：不，乱说，他没有死！（不高兴表情。）

N：我们昨天不是才谈论过这个话题，还记得吗？你爸爸永远不会来了！

P：不，他会来的，他有答应我！（生气的表情。）

N：好……好……不要那么生气！我只是说事实嘛。

P：你打乱了我的心情，我相信我爸爸一定会来！你走！你自己去散步！我要跟我爸爸去散步！（很生气的表情。）

N：（惊，无言以对。）

读完这个沟通情境，想一想您有否遇过类似情境？您觉得这位照护人员犯了哪些错误或禁忌？如果您是这位照护人员会做如何反应？运用以上沟通策略技巧，想一想自己会如何沟通？想完了再阅读下面"良好沟通"情境范例。

（二）良好沟通情境

（照护人员进来时，患者穿着运动服及球鞋，坐在床沿。）

N：李奶奶，嗨！散步的时间到喽！我们去中庭散步吧！

P：我爸爸今天要带我去公园散步。（愉悦的表情。）

N：喔！这样啊！我记得你告诉过我你爸爸是船长。

（一边坐下。）

P：是啊！他是大油轮船长。

N：那你能不能边走边告诉我关于你爸爸的事情呢？他有没有让你搭过大油轮？

P：喔！有啊！他会让我们玩船舵！（自我满足的表情。）

N：喔！好棒喔！边走边说如何呢？嗯，我想要听更多关于你爸爸的事。

P：嗯，但是他过几分钟就来了。（不安的表情。）

N：是啊！但是……所有访客都必须先到柜台登记，所以柜台会通知我们你爸爸来了喔，趁他还没有到，先一起聊他的事，好吗？

P：喔！好啊！

N：对！对！来吧！我们走！（一边起身拉患者走。）多告诉我一点关于你爸爸的事情，他一定是一个很棒的爸爸。

P：是啊！他是很棒很棒的爸爸。（自傲的表情。）

二、沟通实境：与被偷妄想的老年痴呆患者沟通

主题：有人偷了我的项链。

（一）不良沟通情境

（护理人员正在写病历，患者走到护士站。）

P：我的项链不见了！一定有人到我房间偷走了！（生气。）

N：喔！张奶奶，你的项链一定还在你的房间里，不用担心！

（持续低头，未抬头看患者。）

P：没有！没有在我的房间里，有人拿走了！

N：张奶奶，放轻松点，我可以帮你到你的房间找。（未抬头看患者。）

P：我才不要你的帮忙，你们这些人总是偷东西，你们怎么可以偷走我的重要东西呢？（更生气。）

N：张奶奶，不要乱诬赖我们啦！（抬头。）

P：不，你们有偷！

N：不，我们没有偷！

P：我讨厌住这里！你们都不在乎！（生气并提高音调。）

N：张奶奶，别这样嘛！

P：离我远一点！

N：张奶奶，冷静一点！

P：我不要！我的项链不见了！它是我很重要的东西啊！

N：（惊，无言以对。）

读完这个沟通情境，想一想您是否遇过类似情况？您觉得这位护理人员犯了哪些错误或禁忌？如果您是这位护理人员会做如何反应？运用以上沟通策略技巧，想一想自己会如何沟通？想完了再阅读下面的"良好沟通"情境范例。

（二）良好沟通情境

（护理人员正在写病历，患者走到护士站。）

P：我的项链不见了！一定有人到我房间偷走了！（生气。）

N：喔！张奶奶，你在找什么呢？我能帮忙吗？（抬头看患者。）

P：我的项链不见了，我找不到！（生气。）

N：这样喔，难怪你那么生气，我们去你的房间找找看吧！

P：不在我的房间里！你们这些人全是小偷！

N：我们先到你房间找找看，再来找出小偷，我帮你，来！

（出到护理站外。）

P：没有用的！（稍微放松。）

N：来啦！我们去你房间找找看。（拉着患者的手臂。）

P：不在那里啊！

N：我们一起去找找看啦！好吗？喔！对了，你拼的那块美丽的拼布怎么样了？

P：喔！还不错！

N：上次我看到时就很漂亮了喔！你可以再给我看一次吗？

P：喔！没问题的。（有点微笑。）

N：你是不是有告诉过我那是要给你孙女的？

P：喔！对，那是要给我孙女小庭的！她……她喜欢粉色系。

（露出相当愉悦表情）

N：我也是耶！我喜欢粉色系，你一定花很多时间了哦？

P：喔！对呀，从我十二岁就开始玩拼布……（满足的成就感。）

N：喔！你真厉害……

护患沟通的概念是照护人员协助患者追求健康过程的语言及非语言的沟通。对一般人来说，通过非语言与身体语言沟通所表达出的信息比说出的话对个体及他人更具影响力，因此患者的非语言沟通信息是照护人员了解患者需求的重要来源之一。随病情的进展，老年痴呆患者会有日趋严重的语言障碍，沟通更加困难，与照护人员在语言上的互动上也会越来越少，此时照护人员若不知如何用其他方式与老年痴呆患者做沟通，照护将可能局限于身体上的照护，老年痴呆患者语言的反应多被忽略。照护人员学习如何辨识老年痴呆患者语言与非语言行为的意义，便成为成功沟通的关键。也就是说，当照护人员了解老年痴呆患者的语言及非语言表达的信息时，除了多一分理解体恤之外，更能依据这些信息提供有效沟通以满足老年痴呆患者的需求，让老年痴呆患者与照护人员双方均能获得满意的互动关系与舒适的内心感受。

第八章 老年痴呆的康复训练

第一节 心理康复

一、音乐治疗

痴呆老人除了记忆力减退、认知功能受损之外，还往往伴有猜疑、情绪波动、烦躁不安等精神症状，而音乐治疗通过音乐刺激老人感官从而起到增强其语言和记忆能力，促进互动和交流的作用，可以缓解焦虑状态，改善情绪。

曲目的选择：包括中国经典民乐、儿歌、革命老歌、世界名曲、大自然音乐系列及放松音乐等。

具体曲目：如清晨振奋精神，先选择节奏舒缓、舒心理气的音乐，如《蓝色多瑙河》《致爱丽丝》，再挑选节奏明快的音乐，如《甜蜜蜜》《喜洋洋》；午休前宜选用舒缓的音乐松弛神经和平静心情，如《二泉映月》《天空之城》等；下午选用欢快的音乐，如《打靶归来》《让我们荡起双桨》等；睡前可挑选催眠的音乐，如《催眠曲》《幻想曲》等。

播放时间：每次以 40～50 min 为宜，午休和入睡时应停止播放音乐。

案例：王阿姨，65 岁，几年前因为孩子出车祸死亡，常常一个人在家看孩子照片，独自流泪，丈夫叫她去外面散步、旅游，都不愿意，之后逐渐发展为对任何事都不感兴趣，生活起居常常需要丈夫提醒。刚开始丈夫以为是因为儿子的事打击太大，一下子转不过弯来。后来发现她做事经常丢三落四，一说话就泪流满面，把自己的丈夫叫成"阿哥"，说的话都让人无法理解。其丈夫在家实在管不过来，便陪她到医院去检查，诊断为老年痴呆。王阿姨住院后一直哭哭啼啼，丈夫不在找阿哥，在了又不愿意让他照护。经药物治疗后症状有所缓解，但仍有一说话就流泪的现象。记得有一天，让她一起参加了团体音乐治疗，当录音机响起《童年》那首歌时，王阿姨突然不哭了，眼睛发亮，说了一句口齿清楚的话"这是儿子唱的"。40分钟的音乐治疗结束,王阿姨安静地坐在那里,有时还能哼唱两句。

（一）音乐治疗的缘由

我们每个人都可能有过这样的体会:当听到或唱起多年以前的歌曲时,就自然地想起了那个年代的很多往事,甚至一些似乎早已忘记的生活琐事会突然出现在脑海中,历历在目,让我们心潮澎湃,唏嘘不已。这就是很多人,特别是上了年纪的人钟爱老歌的原因。另外,当人们对一些文字内容的记忆感到比较困难的时候,如果为它谱上旋律成为一首歌,就变得非常容易记忆,而且很多年都不会忘记。音乐治疗就是利用这一特点,专门演唱或播放老年人年轻时代流行的歌曲,与老年人一起讨论那个年代所发生的事情和个人的经历,引起老人做出反应,放松情绪,改善老人的行为问题。可协助痴呆老人投入到活动中,与他人分享互动,以达到刺激、保持和改善长时记忆的目的。虽然老人的认知功能会随着疾病的进展越来越差,但是对音乐的接收能力却可能会持续存在,即便是疾病晚期仍保留了欣赏熟悉乐曲的能力,可以抒发情感,发出讯息。因此,即使痴呆老人已经失去语言沟通能力,音乐仍可在痴呆的康复训练中发挥其独特的作用,如结合肢体运动、怀旧治疗、现实导向训练,可有效协助达到康复的目的。

（二）音乐治疗的应用

痴呆老人刚开始发觉自己记忆力减退、生活中健忘会让他变得焦躁不安,那时可以播放轻柔的音乐舒缓心情。还可挑选其熟悉的歌曲,让他哼唱或搭配动作,促进其维持认知功能、手足协调功能及活动能力。随着疾病的发展,老人的表达能力、学习新事物及与外界环境互动的能力受限,老人可能会表现出恐惧、不安、不满等情绪,但是却无法适当地表达。与他人互动也越来越少,这时除放音乐舒缓情绪外,还可由照顾者与老人自然地共舞,或用一些操作简单的敲打乐器,让老人跟着节奏自然融入音乐中,感受到欢快、愉悦的气氛。到疾病晚期,老人由于活动能力更差,有的会长时间卧床或坐在椅子上,很少能用语言表达需求,与他人互动也更加困难,基本上呈现被动状态,仿佛需要大量感官活动的婴儿期状况,因此,播放音乐或敲击简单乐器可提供欣赏和最基本的刺激,引起老人的注意或反应。

二、现实导向训练

现实导向训练是一种训练老人认知和记忆力的技巧,目的是帮助他们重新学习周围的事物,改善他们响应和处理周围环境的技巧,让他们更容易处理日常生活中的各种活动,包括时间、地点、人物的定向训练。在时间训练中可以在小黑板上写明每天的年、月、日、季节,最近的节日等;在地点训练中包括居住地周围环境、居家环境、回家路线等;人物训练包括家人的名字、自己的名字等。

案例:张奶奶,85岁,患老年痴呆已有10年了,虽然已到晚期,但是老人还存有语言功能,这取决于她有一个好女儿。老人有4个孩子,三儿一女,刚患痴呆的时候,原来由4个孩子每月轮流照顾,照顾的时候把老人接到自己家中居住。老人的女儿发现,第二次轮到她照顾时,虽然只过了4个月,但老人的病情进展很快,记忆力减退非常明显,已基本不认识家人,大小便也不能自理,这让她非常痛苦。为什么妈妈的病情会进展得这么快呢?在家里与兄弟讨论时她发现,因其兄弟工作很忙,经常加班,为防止老人走失,出去时就把老人锁在家里。这使老人非常焦虑,产生极度的不安全感。这也可能是老人疾病快速发展的原因。为了更好地照顾老人,其女儿辞掉了工作,搬到老人家里,和老人住在一起,这一住就是10年。在此期间张奶奶曾走失过2次,都是因为知道自己的名字,被好心人送到派出所,及时找到家人,才没有流离失所。

(一)现实导向训练的缘由

这就是现实导向训练中的人物导向训练,因为老人已到痴呆晚期,在照顾过程中,女儿发现她已经不认识自己的家人、不认识路,怎么也教不会。但是对自己的名字非常敏感,一叫她的名字,她马上会回应,而且声音响亮,口齿清楚。女儿在专业人士的指导下,就着重训练她的名字,经常喊她的名字,并询问她叫什么名字,每天反复强化,这就是老人到了晚期还存有良好的自我定向能力的原因,也是老人走失能回到家的原因。在派出所里,警察一问名字,老人就口齿清楚地说出自己的名字。警察利用强大的计算机功能,寻找相同名字、差不多年龄的老人也没几个,逐个电话联系,很快就找到家人了。

(二)现实导向训练的应用

现实导向训练的主要目标是使老人在日常生活活动时,能保持其残存功能,尽可能让老人独立而有信心。具体可分为5个项目。

1.日期、时间、季节、节日、天气等导向

可以制作日期、时间现实导向资料板,导向板内容可以是公历几年几月几日,农历几月几日;现在是上午、中午、下午或晚上几点几分;现在是哪个季节或节日,下个季节或节日是什么。每天引导老人看日历、时钟及室外天气,请他说出上述内容答案,老人每正确做一项,给予口头或一定的物质鼓励。

2.人物的导向

每天与老人有接触的人员,先向老人做自我介绍,让他们认识并熟识,反复告知有困难或者需要帮助时可以找谁等,并向老人介绍亲戚朋友邻居,引导其与人接触、交流及沟通,这项内容必须持之以恒,照护者要有足够的耐心,直到他们能正确认识所介绍的人物。

3.个人卫生或自我照顾导向

老人力所能及的事均要求他独立完成,包括洗脸、刷牙、如厕、洗澡、穿衣、进食、服药等,照顾者可以从旁督促并指导,但不给予帮助,哪怕老人费时比较长,只要他能做到,均给予表扬鼓励,以增强老人的自信心。

4.与外界新闻、时事接触的导向

每天为老人读报,鼓励其看电视,照顾者可以和他们一起观看,给予适当的讲解,看完后鼓励老人对自己感兴趣的新闻时事发言,提高他们对外界事物关注的兴趣,让其每天与现实接触。

5.周围环境、地点、方位的导向

照顾者先引导老人熟悉现在所住的环境,特别是卫生间,告诉老人具体方向、从哪个门进入,当他们逐渐适应目前的室内环境以后,可以尝试带他们到周边的地方活动,也可以讲解家的方位与公交车站的方向,让他们对地点方位有正确的认知。

张奶奶就是自我导向能力训练中人物导向训练成功的最好个案。

三、怀旧治疗

痴呆老人受到认知功能减退的影响,生活在一个与他人逐渐疏离的世界,自我概念的完整备受威胁,而怀旧治疗则通过缅怀过去可以不断增强自我的概念,同时强化其远期记忆。

案例:柴爷爷,75岁,退休前是一位高级会计师,6年前,家人发现他经常找不到东西,做事丢三落四,脾气变得很大。当时家人未引起重视,以为年纪大了记忆不好,有点固执很正常。没想到后来老人逐渐发展到反复去派出所报警,说家里遭小偷了,自己放的钱每天有人偷一点,晚上不肯睡觉,到处乱走,行为异常。家人带其到医院诊治,诊断为老年痴呆,需要住院治疗。住院后仍表现出坐不住,行为异常,东摸摸西摸摸,反复做同样的事。为了转移其注意力,让柴爷爷参与了怀旧治疗,怀旧的主题是"记忆中的宁波特产"。随着音乐走近宁波特产,说起宁波特产,老人如数家珍,宁波汤圆、奉化水蜜桃,还说起百年老店"缸鸭狗",并回忆起年轻时和妻子、儿女起去"缸鸭狗"吃小吃的情境。40分钟的时光,老人满面笑容判若两人,仿佛又回到了过去的美好时光。

(一)怀旧治疗的效果

老年痴呆最重要的表现是记忆力减退,特别是近期记忆减退,加上判断力、理解力、语言和思维能力的减退,老人会逐渐与现实脱节,以致不能理解周围发生的一切。怀旧治疗就是利用老人残存的过去的记忆,把老人年轻时所熟悉的物品放置在老人的房间里,让他们回忆起一些以前的人和事,并鼓励老人与他人沟通和分享,让老人重拾自我。

曾看过一篇报道,在台湾的"荣民"之家,有许多已经患老年痴呆的老人,痴呆导致他们的各项功能退化,很多老人都有忧郁焦虑情绪,常为琐事争执,甚至存在随地小便、三更半夜不睡觉到处逛等问题。不了解的人以为他们是恶搞,其实是老人无法认知现代厕所的样子,憋急了只好到处乱小便,这让"荣民"之家的工作人员很困扰。后来,"荣民总医院"精神科医生用"怀旧治疗"解决了这些问题。将痴呆专区的厕所门面改成像以前军队里的双开式木制推门,他们又想了一个办法,在痴呆老人原本习惯乱小便的走道、洗手台等处竖立有纪念意义的"小旗",张贴与"小旗"相关的标语后,真的就没人敢犯了。至于为琐事争执、不睡觉的毛病,医生们在交谊厅摆上了台湾地区原领导人的照片,借此提醒老人,为了表示尊敬,不可在此吵架。晚上就寝时间到了,就播放军中晚点名歌曲,他们听了果然都乖乖上床睡觉。这个方法才用了一个月,躁动与忧郁情绪就都有所改善。

(二)怀旧治疗的应用

照顾者可以通过特定主题(童年趣事、儿时的经典游戏、成长中的快乐时光、难忘的节日、我的工作经历、古今物品比较、分享老照片回忆往日时光、难忘的歌曲、难忘的影片、我的昔日好友、我最向往的地方等),布置怀旧场景,充分利用故人、旧时物品、老照片、老歌等可引发他们对过去的回忆,对他们进行回忆引导,耐心倾听长者的倾诉,分享回忆感受,通过帮助他们找回内心深处被遗忘的过去,让他们能够充分体会到自身的价值,重新对自身独特性进行评估,通过分享过去的愉快经历,找回快乐感和自尊心,重新建立自信心和成就感。

四、感官治疗

感官是一个人有意义地生活、与外界保持互动的最基本功能,它包括视觉、听觉、嗅觉、触觉、味觉及动作上的一些刺激,如痛觉痒感等。老年人会随着身体老化感官不如从前,出现精神不集中、思考能力下降的现象,导致活动能力降低、动作缓慢迟钝、反应慢、不协调。痴呆老人因为认知功能受损,如理解能力差,在感觉的接收能力上更是比一般老年人差。

(一)感官治疗的含义

感官治疗就是为痴呆老人在活动过程中提供一些能控制的感觉刺激物,从而活化五感(视觉、听觉、嗅觉、味觉和触觉),使老人处于充满刺激而又平和的环境中,引发正向反应。此种疗法可应用于认知功能受损严重,或无法参加其他类型康复训练活动的痴呆老人。

(二)多重感官刺激治疗的含义

多重感官刺激治疗可以使用星星灯提供不断变化的视觉刺激、令人愉悦的香气、柔和的音乐,可抚摸与感触各种有趣的材质制成的物品,如毛绒玩具等来增加感觉的刺激量。多重感官刺激通常是在经过特殊设计的房间中进行,根据老人的个体情况,设计不同的刺激,因此,在一次治疗过程中不一定会使用到所有的刺激。

(三)感官刺激的应用

1.嗅觉

强烈的味道最容易诱发过去鲜明的记忆,如芳香的青草味、食物的香味。可以根据老人以前的爱好给予不同的嗅觉刺激,如老人以前喜欢百合花,家里就可以放置此类鲜花,引起其注意,引发旧时记忆。

2.视觉

利用照片、影片、海报、书籍或鲜明的灯光等,均能引发患者回忆。特别是有场景的旧照片,更能引起患者共鸣,让他们重温过去。

3.味觉

可以烹饪一些患者喜欢吃的菜肴或者小点心,让他们品尝到不同味道的食物或能引起他们回忆的小点心。

4.听觉

可选择听音乐、新闻报道、广播来刺激老人的感官,注意环境要保持安静,不能有噪声。在音乐的选择上可选用一些患者年轻时候的老歌,或对他有不同意义的音乐,如患者以前是军人,可以让其多听一些军旅题材的歌曲,引发记忆。

5.触觉

主要是肢体的碰触,可选择特征鲜明的刺激物,如摸上去有刺的、粗糙的、光滑的水果,还可以让老人触碰毛绒玩具等。

这些感官刺激都可以应用在平常的康复训练活动中,如运动时可提供音乐与触觉刺激,烹饪活动时可提供视觉(看颜色)、嗅觉(闻味道)、触觉(摸食物),还可应用于一些日常生活中,如进食时询问菜的味道,是何菜? 但要特别注意的是感官刺激不能太多,要根据患者情况适量给予刺激,一般每次活动给予一两个刺激即可,以免患者出现烦躁不安、无法集中注意力等现象。

五、生活自理能力训练

老年痴呆患者因智力的全面减退,严重影响其日常生活和社会适应能力,有的患者日常活动能力尤其低下甚至完全丧失,已成为家庭和社会的负担。照护人员应根据患者病情的严重程度、年龄和一般身体条件等综合考虑,有针对性地选择并进行日常功能训练。首先应制订训练计划,由照护人员实施。

训练时应根据患者的脾气、性格,因势利导,手把手地教。特别是对于智力衰退严重的患者,照护人员应先做示范,陪着患者刷牙、洗脸、拿筷子吃饭、穿衣脱衣、上厕所大小便等,遇到患者发脾气不肯做时,应摸索其规律,待其脾气过后,继续耐心指导,并且训练患者打招呼、正确称呼及学习对应激的反应,示范并指导放松操、大脑保健操等文体活动。当患者做得正确、做得好的时候给予表扬和物质奖励。

（一）各阶段生活自理能力训练

1.老年痴呆初期

对生活尚能自理的患者,即使做得不规范,也要尽可能地让患者自己去做,让患者自己起居、穿衣、刷牙、洗脸等,切不可以单方面为了减轻患者的负担简单包办代替,这会使老人养成依赖的习惯,还会使他们感受不到生活的成就感,慢慢地就真的什么也不会做了。我们可以根据患者的习惯、爱好,鼓励患者做一些力所能及的简单事务,应提醒和督促他们主动完成日常事务劳动,也可与患者共同商量,制定有针对性的能促进日常生活功能的作业活动,如规定每天做饭、洗碗、扫地、拖地、洗衣服等家庭作业的时间。要尽可能帮助患者保持良好的日常生活和卫生习惯。

2.老年痴呆中期

到了中期,老人的病情急转直下,日常生活往往难以完全自理,凡是有能力独立完成的,要让其有充分的时间完成,不限定时间,少催促。对其失去的日常生活能力,可采用多次提醒、反复教、反复做等方法,日复一日地训练,直至学会为止。切不可看见老人吃饭很慢,饭洒在桌上、地上,吃到一半不知进食时,就给老人喂食,千万不要嫌老人吃得慢、弄得一塌糊涂,这样会加速痴呆的发展,应多次提醒老人继续进食。在老人意识到饭洒一地而不好意思时,跟他说没关系,慢慢来不着急。对穿衣困难,或把裤子当上衣穿的老人照护时,照护者可按穿衣的先后顺序放置衣服,反复告诉他衣服放置点,衣服放在上面,裤子放在下面;穿错时告知老人不要急,重穿没关系。照护时一定要有耐心,绝不能训斥和嘲笑,以免伤害老人的自尊心。

3.老年痴呆晚期

晚期的时候患者吃饭、穿衣、走路和刷牙等日常生活能力严重受损,康复训练有一定的难度,需要长期反复训练,才能获得一定的效果。对日常基本生活能力尚有所保留并稍能合作的老人,应从基本的生活功能着手训练。

（二）生活自理能力训练方法

1.进食训练

可分为喂食、自己吃加喂食、自行进食3个步骤,在此过程中,应把每一步的具体动作进行分解训练,如先训练老人握勺动作,再训练将装饭的小勺送到嘴边,再训练勺子向嘴里送。当用勺进食的几个步骤熟练后,再进行系统的练习,即握勺、到碗中舀饭、把装有饭的小勺送到口边一送到口中。

2.穿着训练

将步骤分解清晰地告诉患者,衣服按穿着的先后顺序叠放,先让患者的一只胳膊轻轻地抬起来,伸入袖子中,协助其将衣服向对侧稍稍拉平。让老人抬起另一只胳膊,使肘关节稍稍弯曲,将手伸向袖子中,并将手伸出来,再将衣服扣好就可以了。避免太多的纽扣,改用拉链或搭扣。穿套头衫时可指导老人提起领口,从头上套下,脱衣时顺序相反。裤子用弹性裤腰取代皮带,先提起裤腰,将一条腿伸进一侧裤腿中,再将另一条腿伸进另一侧裤腿中,提拉裤腰。穿鞋时选择不系鞋带的鞋子,如懒人鞋。

第二节　躯体康复

一、开展躯体康复的意义

老年痴呆老人由于认知障碍和活动减少,慢慢地出现运动功能障碍,而运动减少或制动会造成运动耐力和体质的下降,最终继发性出现肌力下降、肌张力异常、运动协调性障碍、步行能力及日常生活能力衰退和丧失。只有通过康复训练,在增强体质的前提下,才能促进大脑功能的代偿能力,以延缓疾病进程,防止并发症,避免智能及个性方面的进一步减退,降低致残率和致死率,从而提高患者的生活能力。

二、躯体康复的方法

(一)运动疗法

主要目的是扩大关节活动度;增强肌肉的肌力和活动耐力;提高平衡和协调性功能;提高日常生活能力。

(二)作业疗法

包括功能性作业疗法和心理性作业疗法。帮助患者最大限度地改善与提高自理、工作及休闲娱乐等日常生活能力,提高生活质量,回归家庭与社会。

(三)日常生活能力训练

对生活尚能自理的早期老年痴呆患者,通过选择性"家庭作业"疗法督促和提醒他们主动完成日常事务劳动。中期除采用上述家庭作业疗法外,还可通过训练来恢复其丧失的部分生活能力。晚期痴呆老人的日常生活能力受损严重,训练有一定的难度,应从基本的生活功能开始训练。

(四)其他

包括有氧耐力训练、卧床期间的被动训练、体育运动、太极拳、单侧健脑操、不对称运动游戏。

三、躯体康复需注意的事项

(1)训练前应先进行身体检查,如有感染、心功能差、身体衰弱难以承受训练,剧烈疼痛运动后加重等情况存在时,不宜进行身体康复。

(2)训练要从小运动量开始,逐渐适应后再进一步按运动处方进行训练。运动量应适合老人的需要,一旦感觉不适,应停止训练,及时就医,正确调整运动量。

(3)训练应持之以恒,参加有氧耐力训练需长期坚持才能见效。

(4)安全第一原则,痴呆老人的运动一定要照顾者在旁看护时才能进行,注意安全

(5)运动训练后不宜立即洗热水澡。

(6)饭后及空腹时不宜做剧烈运动。

除上述以外,还要注意配合心理社会支持才能取得较好的效果。在进行康复训练的整个过程中,对患者采取友善的态度,语调温和,引导其配合训练。绝不能训斥,甚至嘲笑,以免伤害患者的自尊心和拒绝今后的训练。要随时观察老人的反应,依患者的兴致适当增减时间,多理解和鼓励老人,发现患者有一点点进步就及时给予肯定和鼓励,对其不足之处表示充分理解,使患者有信心参与训练。

四、躯体康复的执行

老年痴呆患者最害怕的是跌倒,跌倒会给老人造成伤害,轻者皮肤破损骨折,重者导致死亡。所以,对平衡功能和运动协调性有障碍的患者,我们要进行提高平衡和协调性功能的训练。通常把训练分为以下4步。

(一)坐位平衡练习

让老人体会坐位的感觉或用镜子矫正坐位的姿势,先坐有靠背的椅子,再坐无靠背的凳子,并学会在坐位上做前后左右改变重心的动作,可抬起一边臀

部保持平衡,还可以坐在凳子上进行上肢和躯干的各种动作,如摆手、扭腰等。

(二)站立平衡练习

有些老人开始站立时平衡很难,可先借助直立架体会站立的感觉,然后慢慢练习有依托到无依托站立。在站立时要求触摸不同物品,或者重心向前后左右转移,随着平衡能力的改善,最后可在站立位时做头部、上肢、躯干以至下肢的各种动作。

(三)坐位起立平衡练习

先练习从有帮助的坐位上起来,再练习没有帮助下起立,可先在高凳上练习坐下、站立,然后逐渐过渡到低凳上坐下、站立,注意坐下时不要有跌落姿势。

(四)步行平衡练习

开始可在平衡杠内练习向前向后行走,或靠墙做向前向后移动,随着步行能力地提高,可加快行走的速度,以提高平衡能力。

第三节　康复游戏集锦

一、传球游戏

(1)将数位患者(半自理、偏瘫、痴呆、个别自理)扶至／推至游艺厅围成圆圈。

(2)将玩具(玩具苹果、香蕉、鸭梨、芒果、小球等)从第一人开始依次顺时针传递,传递时要求患者右手接,传给左手,再由左手传给旁边的人(如偏瘫患者只用健侧手传递,达不到训练的目的)。

(3)根据患者人数或自理能力的不同,照顾者适当给予辅导协助,特殊肢体活动障碍、僵硬者,照顾者要亲自给予指导和心理安慰及鼓励。还应带动大家给他以掌声,使其受到鼓舞。

(4)传递玩具时顺、逆时针交替进行,大约进行40 min。

二、数字接龙游戏

(1)将数位老人(半自理、偏瘫、痴呆、个别自理)扶至/推至游艺厅围成圆圈。

(2)从第一人先顺时针开始数1,第二人数2,以此类推,数到100;再逆时针从1数到100;如需加大难度,可从100,99,98,…,1倒着顺序数。

（3）根据患者人数或自理能力的不同，照护人员给予辅导协助，对语言功能差、反应迟缓患者，照护者要给予指导和心理安慰及鼓励。

（4）当特殊患者能连续数出数字时，照护者应带动大家给他以掌声，使其感到愉悦，增强信心。

（5）往返几轮，此项活动一般进行约40 min。

三、夹豆子比赛

（1）将4～5位老人扶至／推至桌旁围坐，发给每人圆盘1份（圆盘内盛适量大米、少量黄豆、红豆等），筷子1双。

（2）老人用筷子将豆子按颜色分别夹出，分别放在桌上备好的容器内（限定时间）。

（3）一轮结束后，可给老人统计每人所夹豆子数量，多者给予表扬，少者给予鼓励，可进行下一轮次或进行多轮，最后总结每人数量。

（4）无论老人夹豆多少，都要给予表扬与鼓励，更好地调动老人的积极性和参与兴趣。

（5）此项活动一般进行约40 min。

四、接球游戏

（1）将患者5～10位（自理、半自理、下肢瘫痪、双上肢均可活动）扶至座椅/轮椅上，围成圆圈，每人发一塑料纸篓，照顾者准备一个柔软的小皮球，依次扔进老人纸篓中。

（2）照顾者应根据老人反应能力、上肢活动能力，调整扔球距离，但不可直接扔进老人纸篓，要求老人双臂有屈伸动作及接球意识以达到锻炼的目的。

（3）为强化训练老人记忆能力，还可在游戏前，给每位老人看好指定一种颜色的小球，当照顾者拿起某一种颜色的小球时，如老人能认出属于自己颜色的球，当他准确地接住球后，要给予表扬，接不住时要给予鼓励。

（4）此项活动一般进行约40 min。

五、描绘游戏

（1）将4～6位患者扶至桌前，围坐一起，患者发给一套内容、图案相同的画册（一本为成型彩画，一本为黑白填充画），发彩色铅笔一套。

（2）让患者对照彩色图案，将黑白图案用彩色铅笔逐项填充（图案应一致）。

（3）在患者填充画册过程中，照护者要随时耐心指导患者并与之交流，必要时给予帮助。

（4）每位患者的画册和彩笔盒上要写名字，以便下次继续使用。

（5）此项训练可进行40～60 min。

六、拼图游戏

（1）将4～6位患者扶至桌前，围坐一起，根据每位患者的智力程度和认知功能，分别发给每位患者一幅拼图。

（2）照顾者要耐心地给每位患者讲解并演示拼图方法，必要时可反复讲解，直至患者学会。

（3）如患者反复学习仍不能独立完成拼图，可更换简易拼图，反之，有患者较易掌握拼图，可更换难度大的拼图。

（4）如患者的确不能完成拼图（但有兴趣）也可随意。

（5）此游戏训练可进行40～60分钟 min。

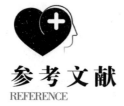

参考文献
REFERENCE

[1]安翠霞,于欣.痴呆患者经济负担及相关因素研究[J].中国心理卫生杂志,2005,19(9):592-594.

[2]陈川.守护大脑 远离老年痴呆[M].上海:上海科学技术出版社,2016.

[3]陈铭.老年痴呆症不应再称作"阿尔滋海默病"[C].2007年神经科学新进展国际研讨会,2009:66-69.

[4]陈中鸣,童建业.老年期痴呆康复与照料[M].北京:科学技术文献出版社,2017.

[5]单永琳,刘国华.血管性痴呆的研究现状[J].医学综述,2017,23(8):1589-1594.

[6]董强,郭起浩,罗本燕,等.卒中后认知障碍管理专家共识[J].中国卒中杂志,2017,12(6):519-531.

[7]董少鹏,张明,李涛,等.阿尔茨海默病伴发精神病性症状的研究进展[J].中华老年心脑血管病杂志,2020(3):326-328.

[8]付艺,岳鹏,柳秋实,等.痴呆患者配偶的心理负担及相关因素[J].中国心理卫生杂志,2007,21(4):267-270.

[9]傅中玲,陈正生,欧阳文贞.老年痴呆症照护指南[M].沈阳:辽宁科学技术出版社,2019.

[10]高风超,陈翔,田新英.血管性痴呆危险因素及发病机制的研究进展[J].医学综述,2014,20(6):1068-1071.

[11]韩大雄,杨频.老年痴呆症的分子病理机制[J].化学通报,2003,66(2):95-101.

[12]韩宛盈,岳少乾,朱金墙.阿尔茨海默病与血管性痴呆发病过程中血管

因素的作用及其药物治疗[J]. 中国老年学杂志,2017,37(1):216-220.

[13]胡竞扬,刘中霖,刘云云. 阿尔茨海默病与抑郁关系的研究进展[J]. 中华脑科疾病与康复杂志(电子版),2015(2):40-43.

[14]黄莉. 试谈衰老、乏氧与脑保健[J]. 中国民康医学,2009,21(24):3188.

[15]贾建平. 要重视卒中后痴呆的研究[J]. 中华医学杂志,2004(23):1941-1944.

[16]金戈. 阿尔茨海默病:从基础到临床[M]. 沈阳:辽宁科学技术出版社,2021.

[17]李翠翠,祝筠. 老年痴呆病人激越行为的研究进展[J]. 循证护理,2022(6):754-762.

[18]李建媛. 针刺治疗脑血管性痴呆的临床观察[D]. 北京:北京中医药大学,2005.

[19]李玲. 探讨血管性痴呆患者认知功能及精神行为特点[J]. 重庆医学,2017(A01):364-365.

[20]李温仁. 高压氧医学[M]. 上海:上海科学技术出版社,1998.

[21]廖张元. 血管性痴呆的研究进展[J]. 中国实用神经疾病杂志,2019,22(2):224-227.

[22]林德云,熊玉芳. 老年痴呆症的心理治疗[J]. 临床心血管病杂志,2008(6):550-551.

[23]刘洪根,李继云. 阿尔茨海默病精神行为症状的影响因素[J]. 医学信息·中旬刊,2011(1).

[24]刘丽萍,陈玮琪,段婉莹,等. 中国脑血管病临床管理指南(节选版):缺血性脑血管病临床管理[J]. 中国卒中杂志,2019,14(7):709-726.

[25]刘妮,高培毅. 脑小血管病磁共振影像研究概况[J]. 中国卒中杂志,2014,9(5):450-454.

[26]刘赛男,王鲁宁. 混合性痴呆的研究进展[J]. 中华老年心脑血管病杂志,2006,8(5):359-360.

[27]刘守泉. 高压氧治疗阿尔茨海默症作用机制[J]. 吉林医药学院学报,2022(6):432-433.

[28]刘雅芳,程伟. 中国古代对痴呆的认识[J]. 中华中医药学刊,2009,7(7):

1470-1472.

[29]刘郁.高压氧对急性一氧化碳中毒大鼠脑一氧化氮及一氧化氮合酶的影响[J].中华理疗杂志,1999,22(4):224-226.

[30]潘露,曾慧,李腾腾,等.痴呆精神行为症状评估工具[J].中国老年学杂志,2016(17):4388-4391.

[31]彭德明,幺丽春,张英.老年痴呆防治[M].郑州:河南科学技术出版社,2018.

[32]彭争荣,朱双罗.高压氧治疗血管性痴呆的进展[J].中国临床康复,2002(6):856-857.

[33]且大文.高压氧治疗脑血管疾病概况[J].中华航海医学与高气压医学杂志,2001,8(1):57-59.

[34]秦书琪.反式脂肪酸与老年痴呆症发病相关性的研究进展[J].卫生研究,2015,44(1):143-146.

[35]沈军,黄浩,肖东霞,等.老年痴呆症综合照护手册[M].重庆:重庆大学出版社,2014.

[36]舒俊,魏文石.阿尔茨海默病淡漠症状研究进展[J].阿尔茨海默病及相关病,2019(2):392-397.

[37]孙文静,杨洋,周菲,等.阿尔茨海默病、血管性痴呆及其他类型痴呆照顾者负担比较[J].实用老年医学,2020(6):569-572.

[38]唐农,莫新民.血管性痴呆国内研究的现状与展望[J].湖南中医学院学报,2004(6):59-61.

[39]田金洲,王永炎.血管性痴呆发病机理的研究[J].中医杂志,2003,44(8):365.

[40]王红梅,杨丽丽,白玉海,等.血管性痴呆的研究进展[J].齐齐哈尔医学院学报,2009(10):1226-1228.

[41]王锦玲,郭亮梅.我国老年性痴呆护理的研究现状[J].解放军护理杂志,2013,30(10):16-18.

[42]王俊兰.眼区电针治疗血管性痴呆的临床研究[D].哈尔滨:黑龙江省中医药科学院,2021.

[43]王平,刘玲.老年痴呆调养与护理[M].北京:中国中医药出版社,1999.

[44]吴牧熙,沈桂权,高波.先兆子痫对脑结构和功能影响的研究进展[J].
磁共振成像,2019,10(12):924－927.

[45]吴向平,赵衰志,何家悦,等.阿尔茨海默病精神行为症状与认知功能的
病理学相关机制研究进展[J].现代实用医学,2022(4):428-432.

[46]肖飞,罗焕敏,余锐,等.含去痴灵水提物血清抑制 M146L 细胞分泌 Aβ
[J].中药材,2005,28(6):497.

[47]薛占岭.老年痴呆症患者全人关怀状况调查及干预研究[D].太原:山西
医科大学,2018.

[48]昝志远,王永红.阿尔茨海默症临床治疗的研究进展[J].现代医药卫
生,2021,37(13):2240-2244.

[49]张朝东,毕楠.血管性痴呆药物临床循证医学分析[J].中国临床康复,
2002,6(15):2185.

[50]张红杰,许鸣华,魏会敏.保定市社区老年人神经精神症状影响因素分析
[J].中国公共卫生,2008,24(7):853-854.

[51]张娜,曾凯.高糖环境下血管内皮氧化应激损伤的发生机制[J].糖尿病
新世界期刊,2018,21(3):197-198.

[52]张殷,高伟忠,但伶.丙泊酚对大鼠肝缺血再灌注致急性肺损伤时 Nrf2
和 HO-1 表达的影响[J].中国老年学杂志,2013,33(7):3126-3128.

[53]张于.老年痴呆中医研究简史[D].哈尔滨:黑龙江中医药大学,2012.

[54]赵骞康.血管性痴呆的研究进展[J].河南医学研究,2020(24):4609-
4610.

[55]朱双罗.高压氧对脑中风病人记忆的影响[J].中国临床心理学杂志,
1994,2(4):240-241.